Dr Roger HYVERT

DESCRIPTION, EMPLOI

et Valeur en Clientèle des

# Traitements Nouveaux



MÉDICAMENTS, MÉDICATIONS ET FORMULES

SPÉCIALITÉS PHARMACEUTIQUES

MALOINE, ÉDITEUR, PARIS

# DESCRIPTION, EMPLOI

## et Valeur en Clientèle des

# Traitements Nouveaux

Reliure serrée

# PUBLICATIONS DU MÊME AUTEUR

**de Novembre 1910 à Novembre 1911**

---

Vade-mecum du jeune praticien. Guide de thérapeuti clinique. 4e édition, 1 vol. cart. de 610 pages.

Conférences d'Hygiène pratique et scolaire. 1 vol. br 420 pages.

Traitements nouveaux en clientèle, 1 vol. cart.

Nos Enfants aux bains de mer.

Paralysies faciales périphériques.

Articles de médecine professionnelle.

---

## CONFÉRENCES D'HYGIÈNE PRATIQUE ET SCOLAIRE

---

*Principales Questions traitées :*

Première enfance, seconde enfance, croissance. Insp tion médicale. Les maladies scolaires transmissibles et transmissibles. Hygiène de l'Ecole : éclairage, chauffa ventilation, bâtiments et mobilier scolaires, attitude écoliers. La propreté à l'école. Cantines et alimentati Education physique, intellectuelle et morale, œuvres préservation scolaire, examen anthropométrique. Enfa anormaux. Soins à l'école. Hygiène de l'âge adulte, mic bes et désinfections, alcoolisme, tabagisme, tuberculo alimentation, air, eau, démographie. Hygiène sexuelle

Dr Roger HYVERT

DESCRIPTION, EMPLOI

et Valeur en Clientèle des

# Traitements Nouveaux



---

ÉDICAMENTS, MÉDICATIONS ET FORMULES
SPÉCIALITÉS PHARMACEUTIQUES

---

MALOINE, ÉDITEUR, PARIS

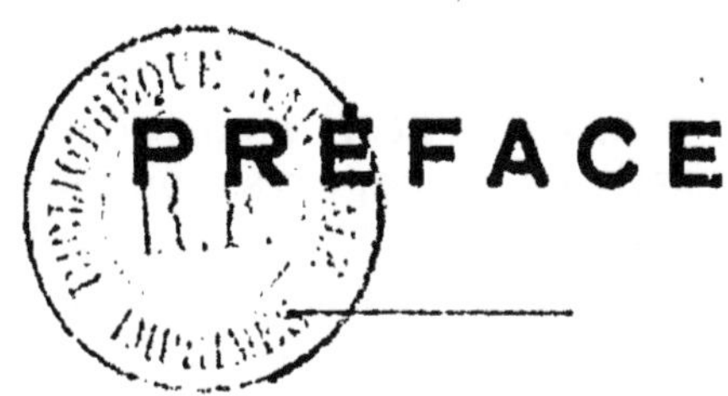

# PRÉFACE

Dans la quatrième édition de notre *Vade-Mecum* destiné aux jeunes médecins, nous avons indiqué, pour chaque maladie, un ou plusieurs traitements *choisis* parmi les plus simples et parmi les plus actifs. Nous laissons la place d'honneur, surtout dans les cas graves, à quelques bons vieux médicaments, à ceux qui méritent d'être appelés les médicaments éternels. Les nouveautés médicales n'y figurent que dans des limites strictement nécessaires.

Au cours des maladies longues et chroniques, comme en bien d'autres circonstances, le médecin s'aperçoit assez vite que la médecine classique est loin de suffire à tous les cas ; il se voit obligé d'avoir recours — pour réussir en clientèle — à des moyens d'action thérapeutique moins anciens et plus variés. Il arrive ainsi à faire une part de plus en plus grande, dans l'exercice de son art, à des traitements qui ne figurent que peu ou point dans l'enseignement hospitalier : aux jeunes médicaments, aux médications nouvelles et aux spécialités pharmaceutiques.

Tous ces traitements nouveaux font l'objet du livre que nous présentons à nos confrères comme le complément logique du *Vade-Mecum*.

Le grand public, il faut le dire, réserve le meilleur accueil aux médications toutes récentes. Nos malades subissent si aisément l'influence d'un article de journal ou les conseils pressants d'un entourage toujours très instruit des choses de la médecine. Il importe donc de ne pas heurter de parti pris ces caprices... de tout le monde. Il faut, en médecin averti, être à même soit de les combattre, s'il y a lieu, avec des faits précis, soit de ne les subir qu'en parfaite connaissance de cause.

Or les débutants ignorent tout de cette thérapeutique ; le confrère éloigné des villes et celui qui est trop occupé pour faire de la science pure ne sont guère mieux renseignés. Il est si difficile aux uns et aux autres de se reconnaître au milieu de tant de noms et aussi au milieu de noms de tant de lettres (voir le Chapitre premier). Comment pourraient-ils avoir simplement une opinion exacte et ferme sur la valeur d'un médicament nouveau ? Dès son apparition, tel un nouveau-né, le jeune produit est choyé par son auteur. Chacun s'empresse avec courtoisie de ne lui trouver que des qualités... dont il meurt neuf fois sur dix. Et les produits augmentent dans des proportions incroyables : le praticien le plus laborieux se voit contraint de perdre de vue les procédés et les remèdes dont l'avenir l'intéressait.

Pour les catégories de confrères dont nous venons de parler, nous avons étudié avec soin et en dehors de toutes communications d'auteurs, le plus grand nombre possible de nouveautés médicales. Nous avons le bon espoir de pouvoir les tenir au courant tous les douze ou dix-huit mois.

Cette étude est divisée en trois chapitres : Médicaments, Médications et Spécialités pharmaceutiques.

*Dans chaque chapitre*, nous donnons une première liste descriptive et assez longue ; véritables bulletins de naissance, sans certificats de vitalité. Nous essayons dans une seconde liste de savoir *ce que sont devenues* les nouveautés de la veille. *Nous nous efforçons d'en limiter les indications vraiment dignes de l'intérêt du praticien dont le temps est précieux et compté.* C'est le point de vue original et inédit du livre.

Une première édition n'est que le *schéma ou l'ébauche parfaitement insuffisante d'un tel programme.* Nous avons à nous en excuser et nous demandons qu'on nous fasse crédit pour l'avenir. L'intérêt de ce travail apparaîtra surtout à la faveur des éditions successives : il se dégagera avec quelque netteté au fur et à mesure que les résultats observés avec beaucoup d'autres confrères sortiront pour ainsi dire du creuset de l'expérience.

Ces recherches, chacun en conviendra, ne sont *a priori* sans inconvénients ni pour ceux qui les entreprennent, ni pour celui qui les publie. On opère souvent sur un terrain difficile et brûlant. S'il faut quelque indépendance pour rédiger un livre comme le *Vade-Mecum*, il est presque indispensable d'avoir du courage pour juger les médications nouvelles. Tant d'intérêts divers entrent en conflit ! Mais, dans l'art, on juge l'œuvre et non l'artiste ; de même, en médecine, pourquoi n'aurions-nous pas le droit, dans nos expériences et nos critiques, de faire abstraction de l'amour-propre et même de l'intérêt matériel des auteurs ? Pour faciliter notre tâche, nous disposons heureusement d'une arme courtoise, infiniment plus redoutable que la sévérité ; c'est le silence. Les méthodes dont on dit un peu de mal ne sont jamais tout à fait mauvaises. Quant aux autres, *celles dont on ne dit plus rien*, le lecteur a bientôt pris le droit, sans qu'on l'y invite, de les suspecter.

Mais, nous objectera-t-on : « avec la plus entière bonne foi, vous pouvez vous tromper ». L'argument ne saurait porter, car nous ne nous intéressons qu'aux faits bien établis, c'est-à-dire, en somme, assez peu nombreux, tous les ans ou tous les deux ans, pour qu'on puisse les vérifier comme il convient. Il ne s'agit, au surplus, que de médications *pratiques*, accessibles à tous et la compétence des praticiens est ici indiscutable. N'avons-nous pas écrit, dans un autre livre, que *seuls les médecins ordinaires avaient l'entière liberté ou cet état d'âme qui en fait les meilleurs juges des médications nouvelles ? Et nous entendons par médecin ordinaire celui qui, sans obligations étrangères au malade, accorde, dans ses pensées, moins de temps à la bibliographie médicale ou à la science pure qu'à la maladie ou à la douleur.*

En raison des difficultés de ces études, il nous suffira donc de poursuivre avec méthode nos expériences de contrôle et d'éviter de proclamer des conclusions trop absolues.

Nous n'avons qu'à mettre à même le lecteur, toujours instruit puisque médecin, de comparer ce qu'il a vu avec les résultats que nous lui apportons. A lui de tirer tout le parti désirable de ce rapprochement et à lui de conclure comme le lui commandera sa conscience scientifique.

Il est aussi un écueil dans cette question des traitements nouveaux dont nous ne saurions trop nous garder. Dès qu'apparaît une nouveauté médicale, on s'ingénie, sans aucune mesure, à l'ériger en panacée universelle et comme toute panacée elle est fort vite abandonnée. Les gens du monde ont coutume de dire avec une ironie justifiée, en parlant des nouveaux remèdes : « Hâtons-nous d'en user tant qu'ils agissent encore ». De fait, par réaction, aussitôt après l'excès, on se prive d'un auxiliaire utile ; auxiliaire qui était suffisamment intéressant si l'on avait su, en bonne logique, limiter son emploi à ses véritables et à ses principales indications.

Dès aujourd'hui, nous avons eu à cœur d'éliminer les indications secondaires et d'éviter l'abus des médicaments universels.

Est-il besoin, pour terminer, de dire que nous tenons à conserver à ce nouveau livre la note indépendante et impartiale qui a fait le succès de notre *Vade-Mecum*.

Dans le désir de mener à bien ce programme de longue haleine, nous demandons enfin qu'on nous signale toutes les erreurs et toutes les lacunes de ce premier tirage.

Les observations et les critiques nous deviendront précieuses pour les nouvelles éditions, que nous comptons faire paraître si le public médical, trop indulgent pour ceux qui travaillent pour lui, veut bien nous continuer, comme il l'a fait jusqu'à présent, sa sympathie et son bienveillant concours.

Dr Roger HYVERT.

*Paris, le 20 novembre 1911.*
50, *Boulevard St-Jacques.*

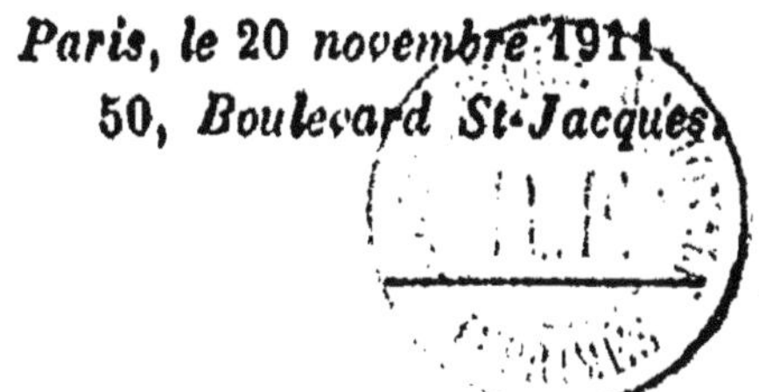

## CHAPITRE PREMIER

# MÉDICAMENTS

*Ce livre est divisé en trois chapitres : Médicaments, Médications et Spécialités. Chaque chapitre comprend deux listes distinctes. La première n'est que la nomenclature, simplement descriptive, des nouveautés médicales. La seconde liste contient les nouveautés de la veille, étudiées en clientèle et dont la valeur pratique s'affirme à des degrés divers.*

*Pour la recherche d'un nom donné, consulter, à la fin du volume, la table des matières qui renverra le lecteur à l'une de ces deux listes.*

## 1° PREMIÈRE LISTE

### LISTE DESCRIPTIVE DES MÉDICAMENTS (1)

**Abanon.** — Phosphotartrate de magnésie. Voir ce mot.

**Abrotanol.** — Extrait d'*Artemisia abrotanum* et menthol.

(1) Cette liste descriptive n'est en quelque sorte qu'un petit lexique de médicaments nouveaux. Pour étude plus complète, voir la deuxième liste ou consulter les ouvrages spéciaux de Bardet, Bocquillon-Limousin, Crinon, etc.

**Acétal.** — Liquide, soluble. Formé dans l'oxydation de l'alcool. Narcotique, 5 grammes.

**Acétamido-antipyrine.** — Amidopyrine. Cristaux solubles dans l'eau et l'alcool. Antipyrétique.

**Acétyl-salicylate de méthyle.** — Produit cristallisé soluble dans l'alcool, la glycérine et les huiles fixes. Antirhumatismal, ne donnant pas de bourdonnements d'oreille. 5 à 8 grammes.

**Acétyl-salicylate basique de quinine.** — Sel blanc, un peu soluble dans l'alcool. Dose, 0 gr. 40.

**Acide camphorique.** — Cristaux peu solubles dans l'eau. 2 grammes en cachets ou potion alcoolisée. Contre les sueurs des phtisiques.

**Acide cathartinique.** — Poudre brune extraite du séné. Purgatif, 0 gr. 05 à 0 gr. 10.

**Acide embélique.** — Extrait d'une myrtacée, l'*Embelia ribes*. Insoluble dans l'eau. L'embélate d'ammoniaque, à la dose de 0 gr. 20, serait tænifuge. S'emploie pour les enfants, dans un sirop ou du miel. Huile de ricin un quart d'heure après.

**Acide glyconique.** — Produit d'oxydation du glucose. Associé au bicarbonate contre le coma, 50 grammes.

**Acide nucléique.** — Poudre gris-blanc, s'emploie à la dose de 0 gr. 05 en pilules, 4 à 6 par jour, ou en injections sous la forme d'un sel de soude. Tonique du système nerveux.

**Acide osmique.** — Aiguilles brillantes, jaunes, solubles dans l'eau. 5 à 8 milligrammes en injections hypodermiques. Antiseptique et analgésique.

**Acide protocétrarique.** — Poudre blanc-grisâtre, insoluble dans l'eau. Conseillée contre les vomissements de la grossesse et du tabes. X à XXX gouttes de la solution alcoolique saturée.

**Acide succinylsalicylique.** — Poudre cristalline blanche, peu soluble. Antigrippal et sudorifique. 2 à 3 grammes par doses de 1 gramme.

**Acide trichloracétique.** — Cristaux solubles dans l'eau. S'emploie en solution au 1/100 pour badigeonnage du nez et du larynx.

**Adrénochrome.** — Partie colorante des surrénales (soufre). En tablettes antigoutteuses. 0 gr. 75 en trois fois.

**Æsco-quinine.** — Quinine et glucosides du marron d'Inde. Poudre insoluble. Antinévralgique. En cachets de 0 gr. 10 à 0 gr. 20, deux ou trois fois par jour.

**Æthrisine.** — Amide acétylsalicylique, antirhumatismal.

**Agaracinate de bismuth.** — Sueurs des phtisiques. 0 gr. 50.

**Albargine.** — Nitrate d'argent et gélose. Poudre jaunâtre, soluble, antigonococcique. 0 gr. 10 p. 100 en instillations.

**Alboferrine.** — Aliment contenant 90 p. 100 d'albumine et 0 gr. 70 de fer. Poudre brune, tonique.

**Allosan.** — Ether allophanique du santalol. Poudre blanche, à odeur aromatique, se dédoublant lentement dans l'intestin. Antiblennorragique. En cachets, paquets ou capsules. 3 grammes en trois fois.

**Almatéine.** — Hématoxyline et formol. Poudre insipide, inodore, rouge brique. Antiseptique. S'emploie à la dose de 1 à 4 grammes contre les diarrhées. Pour l'usage externe en pommade à 2 p. 10 et sous forme de gaze pour le pansement des plaies.

**Alphol.** — Salicylate de naphtol-α. Antiseptique et antinévralgique. 0 gr. 50 à 1 gramme.

**Alsol.** — Acéto-tartrate d'alumine. Conseillé dans les maladies de la gorge.

**Alstonia scholaris.** — Poudre fébrifuge, 5 grammes.

**Alypine.** — Chlorhydrate de benzol-tétraméthyl-diamino-éthyl-diméthyl-carbinol. Cristaux solubles dans l'eau. Succédané de la cocaïne. Injections de la solution à 2 p. 100. Collyres à 1 ou 2 p. 100.

**Aménỵl.** — Chlorhydrate de méthylhydrastimide. Soluble dans l'eau chaude. Emménagogue et hypotenseur. 0 gr. 05 deux fois par jour, en cachets.

**Analgène.** — Benzanalgine. Dérivé de la chinoline. Peu soluble. 0 gr. 25 à 2 grammes. Antipyrétique.

**Anasthol.** — Chlorure de méthyle et d'éthyle. Anesthésique local.

**Antikamnia.** — Caféine. Acétanilide. Bicarbonate. 0 gr. 30 à 3 grammes.

**Antiléprol.** — Huile de chaulmoogra traitée par l'éther. Antilépreux, 0 gr. 25, deux à trois fois par jour.

**Antinosine.** — Nosophène. Tétraiodophénolphtaléine.

**Antitussine.** — Difluordiphényl. Insoluble. Pommade, 5 p. 100, dans la coqueluche.

**Arécoline.** — Myotique. Collyre à 1/2 p. 100.

**Arénaria rubra.** — 5 grammes en infusion. Diurétique et anticalculeux.

**Arsacétine.** — Acétylaminophénylarsinate de soude. Poudre blanche, soluble dans 10 parties d'eau. 0 gr. 05 à 0 gr. 40, syphilis, malaria. En injections ou *per os.*

**Arsacétine-quinine.** — Insoluble dans l'eau. Malaria. Injection intra-musculaire en suspension dans huile d'olive.

**Artenerol.** — Chlorhydrate de dioxyphényléthanolamine. Succédané de l'adrénaline.

**Asaprol.** — Sel de chaux de l'acide β-naphtol sulfonique ; poudre soluble dans l'eau, se prescrivant à hautes doses. 2 à 8 grammes dans la fièvre typhoïde et le rhumatisme aigu.

**Aseptol.** — Acide orthophénosulfonique.

**Asiphyl.** — Sel mercurique de l'acide para-anilarsinique. Légèrement gris ; peu soluble dans l'eau. S'emploie en suspension dans la glycérine.

**Astérol.** — Paraphénol sulfacide de mercure et tartrate d'ammonium, assez soluble dans l'eau chaude. S'emploie en solution à 3 p. 100.

**Astroline.** — Méthéthoxalate d'antipyrine. 0 gr. 50 à 1 gramme.

**Asurol.** — Salicylate de mercure et amido-oxyisobutyrate de sodium. Poudre jaunâtre, soluble. Injections.

**Autane.** — Désinfectant pour locaux, employé en Allemagne et qui est un mélange de peroxydes et de trioxyméthylène.

**Bactoforme.** — Formol, savon, soude, carbures liquides. Liquide soluble dans l'eau. Antiseptique. Solution, 1 p. 100.

**Barutine.** — Salicylate de théobromine-baryum et sodium. Poudre soluble, diurétique. 0 gr. 80 en deux fois.

**Benzacétine.** — Acide acétamido-salicylique. 0 gr. 50 à 1 gramme, en cachets.

**Benzeugénol.** — Ether benzoïque de l'eugénol. Succédané du gaïacol.

**Benzoyloxybenzoate de benzolthymilsodium.** — Pyranum. Antirhumatismal, antinévralgique. 3 grammes.

**Bismal.** — Méthylène digallate de bismuth. 0 gr. 10 à 0 gr. 30.

**Blénal.** — Ether carbonique de santalol. Liquide. 1 gramme, en capsules à 0 gr. 30 ou XV gouttes trois fois par jour.

**Boroforme.** — Formaldéhyde et boroglycérinate de sodium. Antiseptique.

**Borovertine.** — Triborate d'hexaméthylènetétramine. Succédané de l'urotropine. Poudre soluble dans l'eau. 2 grammes, en cachets de 0 gr. 50.

**Brandol.** — Acide picrique à 1 p. 100.

**Bromamide.** — De la série des anilides. 0 gr. 60 en cachets. Analgésique. 0 gr. 10 chez les enfants.

**Brométhylate de morphine.** — Aiguilles solubles dans 20 parties d'eau froide. Antinévralgique. Pas d'accoutumance. Injections, 0 gr. 01. Dose, 0 gr. 02 à 0 gr. 10.

**Brométhylformine.** — Bromaline. Paillettes solubles, 4 grammes. Contre l'épilepsie, etc.

**Bromiase.** — KBr. 0 gr. 30 et 0 gr. 20 de $AzH^4Br$ et 0 gr. 10 de zymases de levures.

**Bromol.** — Tribromophénol. Aiguilles jaune citron. Antiseptique. Pommade, 4 gr. 30.

**Bromotane.** — Méthylène-urée bromotannique. Poudre jaune brun. Eczémas, prurit. (Avec talc, oxyde de zinc, 10 p. 100.)

**Bromure d'éthylène.** — En capsules, contenant III gouttes.

**Bromure de méthylatropine.** — Cristaux solubles dans l'eau. Succédané de l'atropine et analgésique. Usage interne, 1 à 2 milligrammes. Collyres, 0 gr. 05 p. 10. Pommade, 0 gr. 01 p. 20. Solution pour injections, 3 milligrammes p. 10.

**Butyl-chloral.** — Liquide conseillé en potion alcoolisée dans les névralgies faciales, comme succédané du chloral, 1 à 2 grammes.

**Calodal.** — Poudre phosphatée albumineuse. Soluble. En solution à 10 p. 100, 10 grammes.

**Calomélol.** — 25 p. 100 d'albumine. Pommade à 45 p. 100. Calomel colloïdal.

**Camphosal.** — Santalol et acide camphorique. 0 gr. 50 à 1 gramme.

**Cannabinone.** — Résine du *Cannabis*. Hypnotique, 0 gr. 01 à 0 gr. 10.

**Carbenzine.** — Charbon végétal et trypsine. Ce dernier ferment conservant son activité malgré son absorption par le charbon.

**Carica papaya.** — Papaïne. Matière azotée retirée d'une cucurbitacée capable de dissoudre l'albumine et la fibrine. 0 gr. 10 à 0 gr. 30.

**Carnogène.** — Jus de viande.

**Casanthrol.** — Caséine et extrait de lithanthracite. Vernis conseillé contre le prurigo et l'eczéma des enfants.

**Ceyssatite.** — Composé minéral (Ceyssa, en Auvergne). Absorbant, dans les maladies de peau.

**Cholate de cotarnine.** — Poudre jaunâtre. Styptique.

**Citarine.** — Méthylène citrate acide de sodium. Poudre blanche soluble. Antigoutteuse, 1 à 3 grammes.

**Clavine.** — Poudre blanche soluble, extraite de l'ergot. Peu convulsivante. 0 gr. 02 à 0 gr. 03.

**Comaïne.** — Obtenue par action des agents physiques sur un mélange d'iodoforme, de camphre et d'huile de sésame. 1 centimètre cube = 0 gr. 01 d'iode. Antituberculeux.

**Créosoforme.** — Créosote et formol. Poudre insoluble. S'emploie comme l'iodoforme.

**Cusol.** — Citrate de cuivre rendu plus soluble par du chlorure et du borocitrate de sodium. Collyres et pommades (dermatologie) à 10 p. 100.

**Cypridol.** — Solution à 1 p. 100 de bi-iodure de mercure dans une huile neutre, 0 gr. 20.

**Cystopurine.** — Hexaméthylène-tétramine et acétate de sodium. Soluble dans 0,9 parties d'eau. De 1 à 2 grammes, en répétant au besoin, dans les maladies inflammatoires et les suppurations de l'appareil urinaire.

**Dadi-Gogo.** — Rhizome d'une amomacée. Tænifuge. Macération de 300 dans de l'eau et du citron.

**Dermosapol.** — Lanoline, paraffine et huile avec un peu d'alcali. Excipient.

**Desalgine.** — Chloroforme et substances colloïdales. Une substance protéique pure fixerait et conserverait 25 p. 100 de chloroforme. Poudre grisâtre. Par 1/2 cuillerées à café. Coliques hépatiques, gastralgie, etc.

**Diabétine.** — Lévulose.

**Difluor diphényle.** — Cicatrisant.

**Digistrophane.** — Feuilles de digitale, 2/3 et 1/3 de semences de strophantus, sucre de lait, répartition en tablettes dont le principe actif conserve les mêmes proportions.

**Digitoxine.** — Digitaline cristallisée allemande.

**Diiodoforme.** — Ethylène tétraiodé. Aiguilles prismatiques jaunes, insolubles. Succédané de l'iodoforme. Est un peu douloureux sur les plaies.

**Dioxyamidoarsénobenzol.** — 606. Voir p. 98.

**Diplosal.** — Ether salicylique de l'acide salicylique. Poudre insoluble dans l'eau, se dédouble dans l'intestin en présence d'alcalins dilués. 1 gramme, trois ou quatre fois par jour.

**Dipropésine.** — Urée dérivée de la propésine. Poudre calmante de l'appareil digestif, 0 gr. 50.

**Dithiocarbonate de potasse.** — Dithiosalicylate de bismuth, dithiosalicylate de soude, sels de l'acide dithiosalicylique. Le dernier, antirhumatismal actif. S'emploie à la dose de 0 gr. 50 à 1 gramme.

**Dulcine.** — Paraphénolcarbamide. Succédané de la saccharine, moins coûteux. 0 gr. 10 pour sucrer une potion de 300 grammes.

**Dymal.** — Salicylate de didyme, sel préparé par traitement des résidus de l'industrie des manchons à incandescence. Antiseptique, non toxique, non irritant. Poudre employée en nature, dans l'hyperidrose, les ulcères, etc. Cicatrisante pour les plaies. Pommade à 10 p. 100 contre l'eczéma.

**Eau oxygénée boriquée.** — S'obtient en neutralisant V gouttes de la solution alcoolique au trentième de phtaléine du phénol dans un demi-litre, par la soude caustique jusqu'à coloration rosée et addition à froid de 15 grammes d'acide borique pour 500 centimètres cubes.

**Ecthol.** — Contiendrait les principes du *Thuya* et de l'*Echinacea angustifolia*. Antipurulent.

**Eigons.** — Albuminoïdes iodés. A 10 p. 100 comme succédané de l'iodoforme dans les plaies, les affections vénériennes, etc.

Les bromeigons, albuminoïdes bromés, s'emploient contre les érections douloureuses de la blennorragie et les démangeaisons.

**Elatérine.** — Principe d'une cucurbitacée, l'*Elaterium momordica.* Drastique, 1 à 4 milligrammes.

**Electr = Hg.** — Electrargol de mercure. Mercure colloïdal électrique, à grains ultra-microscopiques, animés du mouvement brownien. Voir spécialités.

**Elléboréine.** — 1/2 milligramme par goutte. Succédané de la cocaïne.

**Embélate d'ammoniaque.** — Aiguilles rouges (*Embelia ribes*), tænifuge et antiseptique interne, 0 gr. 20 à 0 gr. 40.

**Emétique d'aniline.** — Acide tartrique, aniline et protoxyde d'antimoine. Injection de 0 gr. 10 à 0 gr. 20 de la solution au centième. Expérimenté contre les trypanosomiases, à l'Institut Pasteur.

**Emodine.** — Trioxyméthylanthraquinone. Poudre rougeâtre. Purgatif à la dose de 0 gr. 10 en cachet. (Principe de la rhubarbe.)

**Eosote.** — Valérianate de créosote, 0 gr. 50 à 0 gr. 60 en trois capsules.

**Escaline.** — Aluminium 2,5 et glycérine 1,5 en

pastilles de 2 à 5 grammes. 3 à 4 pastilles dans un peu d'eau contre hémorragies gastro-intestinales.

**Estone.** — Acétate basique d'aluminium. Poudre blanche peu soluble, ne tachant pas le linge, décomposée lentement au contact des plaies et agissant comme antiseptique non irritant. Pérou-formestone : Baume du Pérou, 10 grammes et alcool, 20 grammes. Ajouter formestone 40 grammes et talc 50 grammes.

**Estoral.** — Ether borique du menthol. S'emploie en poudre, mélangée au sucre, surtout en oto-rhinologie.

**Ether dermasan.** — Acide et éther salicylique, 5 à 10 grammes. Arthrites, rhumatismes : usage externe.

**Eucaïne.** — Ether méthylique de l'acide benzoylméthyltétraméthyl-oxypiperidine carbonique. Moins active que la cocaïne.

**Eucérine.** — Excipient recommandé par Unna. 5 parties d'oxycholestérine et 95 parties d'onguent de paraffine, ensuite mélange à parties égales avec l'eau.

**Eugénol iodé.** — Poudre jaune à odeur de girofle, soluble dans les matières grasses, dégage des vapeurs d'iode à 78°. Antiseptique énergique du cancer, des plaies infectées, etc.

**Eulatine.** — Amido-bromobenzoate de diméthylphénylpyrazolone. Poudre blanche, s'emploie à la dose de 0 gr. 10 à 0 gr. 40, plusieurs fois par jour, contre l'asthme, la coqueluche, etc.

**Eulyptol.** — Acide phénique, acide salicylique, essence d'eucalyptus.

**Eumydrine.** — Méthylnitrate d'atropine. Poudre blanche, soluble, s'emploie à 1 à 5 p. 100 d'eau. Toxicité 50 fois moindre que celle de l'atropine, activité dix fois moindre.

**Eunatrol.** — Oléate de soude. Cholagogue, 2 à 4 grammes.

**Eutanin.** — Tanin et sucre de lait.

**Extrait sec de pichi.** — Tablettes à 0 gr. 25 ou à 0 gr. 50 avec salol et tanin ââ 0 gr. 12. Dans les cystites, prostatites et périodes aiguës de la blennorragie.

**Extrait sec de sérum de cheval.** — Obtenu dans le vide et à froid ; anti-hémostatique dans les plaies non artérielles.

**Ferments métalliques nouveaux.** — Voir p. 75, etc.

**Ferrinol.** — Nucléinate de fer.

**Fersan.** — Albuminate ferrugineux et phosphoré. Produit organique retiré des globules rouges du sang de bœuf. 1 à 2 cuillerées à soupe pour les adultes, par cuillerées à café pour les enfants.

**Fett ponceau.** — Rouge écarlate. Scharlach-rot.

Poudre brun rougeâtre, insoluble dans l'eau. Active la prolifération du tissu épithélial. Pommade à 8 p. 100 pour les plaies, à 4 p. 100 pour lésions superficielles en obstétrique. S'emploie aussi pour réparer les pertes de substance de la cornée et du tympan.

**Fibrolysine.** — Salicylate de soude et thiosinamine. Conseillée contre l'obésité.

**Filmogène.** — Collodion à l'acétone 4/17.

**Formaminte.** — Formaldéhyde et lactose. S'emploie en tablettes : production lente de formol au contact des tissus.

**Frigusine.** — Acide di-iodolaricinolique. Formant vernis que l'eau chaude ou froide ne modifie pas. Remplacerait le collodion iodoformé. Spécifique des engelures (Stœpel).

**Gaïacétine.** — Pyrocatéchine et acide chloracétique avec soude. Poudre inodore remplaçant le gaïacol.

**Gaïacolphosphate de sodium.** — Novocol. Poudre cristalline soluble, s'emploie à la dose de 0 gr. 25 à 0 gr. 50 en cachets et de 0 gr. 10 pour les enfants.

**Gaïaco-orthosulfonate de quinine.** — Petites paillettes jaunes très solubles dans l'eau. Paraît plus actif que les autres sels de quinine pour retarder ou empêcher le développement des bactéries vivantes. S'élimine très vite. S'emploie en comprimés à 0 gr. 10, en suppositoires et en injections hypodermiques.

**Gaïacyl.** — Sulfogaïacolate de chaux. Poudre gris-mauve, soluble dans l'eau (rouge-violet). Anesthésique local, 5 p. 100.

**Gaïadol.** — Paraiodogaïacol. Préconisé dans les arthralgies et le diabète.

**Gaïaforme.** — Aldéhyde formique et gaïacol. Poudre inodore, peu sapide, insoluble.

**Galazyme.** — Lait fermenté. 4 grammes de levure et 10 grammes de sucre par litre.

**Gallacétophénone.** — Poudre soluble dans l'eau chaude, rougeâtre. S'emploie en pommades à 5 p. 100 contre le psoriasis (pyrogallol) ; ne salit pas le linge.

**Gallal.** — Gallate d'aluminium. S'emploie en badigeonnages en oto-rhinolaryngologie.

**Gallanol.** — Gallanilide. Cristaux solubles dans l'eau chaude et l'alcool. Ne tache pas. Avec poudre, pommade ou traumaticine.

**Gallicine.** — Ether méthyl-gallique. Succédané de l'aristol. Soluble dans l'eau chaude.

**Gallobromol.** — Acide dibromogallique. Un peu soluble dans l'eau. En cachets à la dose de 5 à 8 grammes par jour.

**Gallogène.** — Acide ellagique. Poudre jaunâtre. Astringent peu soluble. 0 gr. 30 à 1 gr. 50 en plusieurs fois.

**Gastrosan.** — Bisalicylate de bismuth.

**Gélonide.** — Trioxyméthylène-gélatine, en tablettes. Se pulvérise au contact de l'eau et des liquides intestinaux.

**Gliadine.** — Glutinate d'argent. En solution à 5 p. 100 contre la blennorragie et en oculistique.

**Glutol.** — Formaldéhyde gélatine. Bon antiseptique, d'après Doyen.

**Glycolate de menthyle.** — Ether du menthol. Obtenu à l'aide de l'acide glycolique ou de ses dérivés.

**Glyconique (acide).** — Par oxydation de la glycose. S'emploie à la dose de 50 à 60 grammes contre le coma diabétique, concurremment avec le bicarbonate de soude à hautes doses.

**Glycosal.** — Ether monosalicylique de la glycérine. Poudre blanche soluble dans l'eau chaude et la glycérine. 1 à 8 grammes à l'intérieur en cachets, solution, lavements, ou en badigeonnages à 1 ou 2 p. 10 d'alcool, collodion ou pommade.

**Gonosan.** — Essence de santal 80, résine de kawa-kawa 20. S'emploie à la dose de 0 gr. 30 en capsules, 6 à 9 fois par jour, contre la blennorragie.

**Guyasanol.** — Chlorure de diéthylglycocollegaïacol.

Poudre, soluble. Antiseptique employé à 2 p. 100 pour les plaies.

**Gynoval.** — Isovalérianate de l'isobornéol. Liquide aromatique, insoluble dans l'eau. Soluble dans l'éther, l'alcool. S'emploie dans tous états nerveux à la dose de 0 gr. 25 en capsules et trois à quatre fois par jour.

**Helianthus annuus.** — On utilise la teinture contre les fièvres à la dose de X gouttes trois fois par jour (famille des Synanthérées).

**Hémol.** — Poudre ferrugineuse brunâtre, dérivée de la matière colorante du sang. 30 grammes en trois fois.

**Hétraline.** — Dioxybenzo-hexaméthylène-tétramine. Aiguilles solubles. Antiseptique des voies urinaires à la dose de 1 à 2 grammes.

**Hétocrésol.** — Poudre blanche, insoluble, antiseptique. S'emploie en solution à 5 p. 100 dans les tuberculoses locales.

**Héxaméthylènetétraminegaïacol.** — Soluble dans l'alcool et le chloroforme. Succédané du gaïacol.

**Hippol.** — Acide méthylènehippurique. Peu soluble, diurétique. Se prescrit dans la cystite. 3 ou 4 grammes par jour.

**Homorénone.** — Chlorhydrate d'éthylamino-acétopyrocatéchine. Remplacerait l'adrénaline ;

moins toxique qu'elle. Solution aqueuse à 5 p. 100, pour injections.

**Honthin.** — Tannate d'albumine kératinisé. Astringent intestinal (1 à 4 grammes). Antidyspeptique des enfants. 0 gr. 25 avec lactose chez les nourrissons. Doses, de 0 gr. 30 à 1 gr. 50 chez les enfants plus âgés.

**Hordénine.** — Le sulfate d'hordénine est retiré des touraillons de malt. Cristaux peu solubles utiles dans les infections intestinales à la dose de 0 gr. 25 à 1 gr. 50 chez l'adulte et de 0 gr. 05 à 0 gr. 30 chez les enfants. Cet alcaloïde serait efficace contre le choléra.

**Huamanripa.** — Infusions sudorifiques conseillées à la dose de 2 p. 100 contre les affections respiratoires. Appartient à la famille des Synanthérées.

**Hydracétine.** — Acétyl-phényl-hydrazine. Poudre blanche soluble dans l'eau chaude. S'emploie comme fébrifuge en cachets à 0 gr. 10 par jour et en pommade au dixième.

**Hydrargyrol.** — Paraphénylthionate mercurique. Ecailles rouge-brun, soluble dans l'eau, insoluble dans l'alcool.

**Hydrate d'amylène.** — Alcool amylique tertiaire. Liquide soluble dans l'eau 1 p. 8. Hypnotique. S'emploie en capsules de 1 gramme ou en potion, 3 à 4 grammes à la fois. En lavement avec une émulsion gommeuse.

**Hydropyrine.** — Acétylsalicylate de sodium. Succédané de l'aspirine. Un peu plus soluble.

**Hypnal.** — Monochloral antipyrine. Cristaux solubles dans l'alcool. 1 à 2 grammes.

**Hypodermazone.** — 2 centimètres cubes = 0 gr. 15 d'ozone.

**Hyrgol.** — Mercure colloïdal.

**Iatrévine.** — Produit de condensation du menthol et de l'isobutylphénol. S'emploie en inhalations prolongées contre la tuberculose. 3 p. 100 d'alcool.

**Iatrol.** — Oxyiodométhylanilide. Succédané inodore de l'iodoforme.

**Ibit.** — Tanin et oxyiodure de bismuth. Poudre verdâtre, inodore, insoluble, dégageant de l'iode au contact des tissus.

**Ichthargan.** — Ichtyol et argent. Poudre antiseptique. S'emploie à 5 p. 100.

**Ichthoforme.** — Ichtyol et formaldéhyde. S'emploie à la dose de 2 à 4 grammes dans la tuberculose de l'intestin.

**Ichthynate.** — Succédané de l'ichtyol. Liquide soluble dans l'eau.

**Igazol.** — Formaldéhyde et trioxyméthylène. En fumigations contre la tuberculose, 5 grammes.

**Indoforme.** — Aldéhyde formique et acide acétylsalicylique. 0 gr. 50 à 1 gramme contre la goutte.

**Iodamylum.** — Iodure d'amidon.

**Iodatoxyl.** — Succédané de l'atoxyl.

**Iodeugénol.** — Succédané de l'iodoforme.

**Iodhion.** — Diiodohydroxypropane. Liquide jaune, huileux, un peu soluble. 3 à 5 grammes avec huile d'olive ou lanoline.

**Iodiles.** — Combinaison organique d'iode. Soluble dans 5 parties d'eau. 0 gr. 20.

**Iodival.** — Mono-iodicovalérianyl-urée. Poudre cristalline blanche, insoluble dans l'eau, se dissolvant en milieu alcalin intestinal et ne se décomposant lentement d'ailleurs que dans la circulation. 0 gr. 03 trois fois par jour, en comprimés préparés avec très peu de talc, d'amidon et d'acide citrique.

**Iodoaniol.** — 0 gr. 25 à 0 gr. 50 en cachets.

**Iodocol.** — Iodure et gaïacol. 0 gr. 25.

**Iodofane.** — Formaldéhyde et résorcine monoiodée. Poudre rouge, insoluble, inodore, succédané de l'iodoforme.

**Iodoformine.** — Poudre cristalline, insoluble. Succédané de l'aristol.

**Iodoformogène.** — Albuminate d'iodoforme. Poudre insoluble.

**Iodogallicine.** — Iodométhyl-gallate de bismuth. Poudre grise, insoluble ; succédané de l'airol.

**Iodoglydine.** — Albumine iodée.

**Iodolen.** — Albumine et iodol.

**Iodoménine.** — Albumine iodobismuthique, inodore, sans saveur. En tablettes à 0 gr. 5.

**Iodo-naphtol-β.** — Succédané de l'aristol.

**Iodophène.** — Iodophénate de bismuth et d'alumine. Soluble dans les graisses. S'emploie pour les chancres et plaies ulcéreuses.

**Iodophénine.** — Phénacétine iodée, insoluble. Succédané de l'aristol.

**Iodopyrine.** — 0 gr. 50 à 1 gr. 50.

**Iodospongine.** — Iodopyrine.

**Iodure de carvacrol.** — Poudre brunâtre, insoluble. Remplacerait l'aristol.

**Iodyline.** — Iodosalicylate de bismuth. Poudre grise pouvant remplacer l'iodoforme sans causer d'érythèmes.

**Iodyloforme.** — Gélatine iodée. Succédané de l'iodoforme.

**Iridine.** — Poudre brunâtre, insoluble, retirée de la racine de l'*Iris versicolor*. 0 gr. 20 dans les vomissements gravidiques. Cholalogue.

**Isarol.** — Ichtyolidine. Succédané de l'ichtyol. Ichtyosulfonate de pipérazine. 3 grammes par jour. Lithiase urique.

**Isopral.** — Alcool trichlorisopropylique. Prismes solubles. Hypnotique.

**Issone.** — Contient 2 p. 100 de saccharate de fer oxydulé.

**Itrol.** — Citrate d'argent. Poudre blanche peu soluble, s'employant en couche très superficielle sur les plaies, granulations, etc., sans causer d'irritation. Il suffirait d'une à trois applications avec un intervalle de quelques jours.

En solutions aqueuses (sol. 1 p. 3500) à 1 p. 5000 pour pansements, gargarismes ; préparer au moment de s'en servir. En pommades, 2 à 5 p. 100.

**Jambul.** — De la famille des Myrtacées. Poudre de graines. Antidiabétique. 3 à 4 grammes pour adultes, 0 gr. 40 pour les enfants.

**Jequirity et Jequiritol.** — Légumineuse. Macération de graines, 1 à 3 p. 100. Agit par l'abrine du jequirity sur les taies de la cornée, les conjonctivites, etc. La solution glycérinée est le jéquiritol.

**Juglandin.** — Extrait d'une Juglandée. Dose laxative, 0 gr. 20 ; purgative, 1 gramme.

**Kalaga.** — De la famille des Sterculiacées. Tonique analogue à la kola. 4 à 5 pilules de 0 gr. 10 ou en granulé.

**Kalodal.** — Albuminoïde s'injectant dans du sérum. 5 grammes par litre.

**Kamala.** — Poudre rouge obtenue avec les capsules d'une Euphorbiacée. Tænifuge, 0 gr. 50 par année d'âge. Teinture, 2 à 4 grammes.

**Kaori.** — Résine formant un vernis avec alcool āā.

**Kératine.** — Matière cornée et pepsine ; insoluble dans les acides, soluble dans les alcalis. Sert, avec ammoniaque, à envelopper les pilules qui ne doivent agir que sur l'intestin.

**Kerlol.** — Polyphénate de fer. Hémostatique et antivariqueux.

**Kharsin.** — Méthylaminophénylarsinate de sodium. Solution à 2 p. 100 neutre. Antisyphilitique, etc.

**Kil.** — Minéral du littoral de la Mer Noire. Forme avec l'eau, et après calcination, un excipient dermatologique doux et un antiséborrhéique.

**Kousséine.** — Principe actif de l'*Hagenia Abyssinica*. Tænifuge comme le cousso. 0 gr. 30 pour les enfants, 1 gramme pour les adultes.

**Ko-Sam.** — Ecorces et graines de *Brucea Sumatrana*. Dysenterie.

**Kryofin.** — Méthylphénocolate de phénétidine. Poudre blanche soluble; succédané de la phénacétine. 1 gr. 50 en trois fois.

**Lactanine.** — Bi-lacto-monotannate de bismuth. Antidiarrhéique, 2 à 3 grammes.

**Lactiferm.** — Ferment lactique.

**Lactol.** — Lactate de phénol.

**Lactyltropéine.** — Obtenu par action de l'acide lactique sur atropine.

**Lamium album.** — Hémostatique et antihémorroïdaire.

**Lantanine.** — Alcaloïde du *Lantana Brasiliensis*; poudre blanche. Fébrifuge, 2 à 4 grammes de lantana dans le paludisme ou 0 gr. 50 à 1 gramme de lantanine.

**Largine.** — Albuminate d'argent, poudre grisâtre. Antigonococcique, en solution dans l'eau à 1 p. 100.

**Lénigallol.** — Triacétate de pyrogallol. Poudre blanche insoluble, agissant au contact des tissus. 2 grammes p. 100 dans l'eczéma.

**Lénirobine.** — Tétra-acétate de chrysarobine. Succédané de la chrysarobine, moins irritant.

**Lentine.** — Chlorhydrate de métaphénylène diamine. Poudre soluble. 0 gr. 10 en cachets contre la diarrhée.

**Leptandra virginica.** — Poudre du rhizome. 1 à 3 grammes comme laxatif. La leptandrine, cholalogue, 0 gr. 40.

**Levurargyre.** — Nucléo-protéide mercuriel.

**Liantral.** — Liquide brun, insoluble dans l'eau, contenant les principes volatils du goudron.

**Libanol.** — Essence de cèdre. Liquide jaune, insoluble dans l'eau. 2 grammes par doses de 0 gr. 30, dans la blennorragie et les bronchites.

**Ligosine sodium.** — Diorthobenzolacétone. En injections à 4 p. 100 contre la blennorragie.

**Limol.** — Solution d'hypophosphite de chaux (0 gr. 10 par centimètre cube).

**Linoval.** — Acide linoléique, ammoniaque et vaseline. Absorbant l'eau.

**Lipanine.** — Huile d'olive et acide oléique, 6 p. 100.

**Lithine** (Salolo-phosphate de). — Solvosal-lithium. Poudre soluble. 0 gr. 25 trois fois par jour.

**Lithine** (Valérianate de). — 1 à 3 cuillerées à café d'une solution à 3 p. 100, au coucher, dans les affections nerveuses, la diathèse urique, etc.

**Lobelia syphilitica.** — Racine en décoction à 25 p. 1000. 100 grammes environ.

**Lorétine.** — Acide méta-iodorthoxyquinolineparasulfonique. Poudre jaune, s'emploie sur les plaies, comme l'aristol.

**Losophane.** — Triiodométacrésol. En solution alcoolique à 1 ou 2 p. 100 ; en pommades à 5 p. 100. S'emploie aussi comme l'aristol.

**Lysane.** — Aldéhyde formique et terpines ou dérivés (menthol, eucalyptol). Antiseptique formant un mélange clair avec l'eau, l'alcool, la glycérine. 0,05 à 3 p. 100.

**Lysargine.** — Argent colloïdal. 80 p. 100.

**Lysidine.** — Méthylglycoxanilide. 1 à 4 grammes dans l'eau gazeuse, dans la diathèse urique.

**Lysosulfol.** — Composé sulfureux du lysol, soluble dans l'eau. On peut le diluer avec la glycérine. Employé contre la gale, le pityriasis, l'acné, le psoriasis.

**Lytrol.** — Solution alcoolique d'un savon de potasse additionné de 20 p. 100 de naphtol-β. Antiseptique.

**Magnésium** (Phosphotartrate de).

**Magnolia.** — Poudre d'écorce, fébrifuge.

**Malacine.** — Phénacétine salicylée. Aiguilles fines, jaunes, insolubles, de saveur douce. Antirhumatismal, 4 à 5 grammes en plusieurs fois ; enfants, 0 gr. 15, trois fois par jour.

**Malonal.** — Diéthylmalonylurée. Cristaux solubles (dans 150 parties d'eau). Préconisé dans les insomnie de cause interne. 0 gr. 30 à 1 gr. 50. Chez les enfants, 0 gr. 25. En solution chaude ou en cachets.

**Mandragore.** — Sédatif nervin ; mydriatique. Poudre, 0 gr. 50.

**Marétine.** — Méthylacétanilide. Poudre blanche soluble. 0 gr. 20 deux fois par jour. Antifébrile conseillé dans la phtisie.

**Médinal.** — Diéthylbarbyturate de soude. Un peu soluble. 0 gr. 30 en cachets. Hypnotique.

**Menthoforme.** — Formol, menthol, glycérine. 1 cuillerée à café pour 0 gr. 100. En pansements, pulvérisations, etc.

**Menthosol.** — Parachlorophénol et menthol.

**Menthoxol.** — Menthol, 1, alcool 35, eau oxygénée à 3 p. 100. 65 grammes en solution à 10 p. 100.

**Menthyle** (Camphorate de). — Insoluble. S'emploie en pilules ou cachets. Tuberculose.

**Mercochinol.** — Sel de mercure de l'acide oxyquinoléine-sulfonique. Poudre jaune soluble, antiseptique et astringente, Succédané du dermatol.

**Mercure.** — Amido-bichlorure-amipropionate, etc.

**Mercure** (Asparaginate de). — Asparagine et oxyde jaune de mercure. En injection passe vite dans la circulation. 0 gr. 01.

**Mercure** (Bibromure de). — 0 gr. 002 à 0 gr. 005, moins douloureux. Se servir d'aiguilles de platine.

**Mercure** (Ethylènediamine sulfate de).

**Mercure** (Succinimide de). — Cristallisé en aiguilles soyeuses solubles dans l'eau et l'alcool. 4 à 6 centigrammes par jour en pilules de 2 centigrammes ou de 1 à 2 milligrammes en injections hypodermiques.

**Métakaline.** — Savon au crésol contenant 73 p. 100 de métacrésol.

**Méthylacétylaminophénylarsinate de sodium.** — Orsudan. Poudre jaune soluble, 0 gr. 065 dans 5 centimètres cubes d'eau, en injections antisyphilitiques.

**Méthylrodine.** — Ether méthylique et acétylique de l'acide salicylique. Poudre insoluble, 6 grammes par jour. Succédané de l'aspirine.

**Méthylsalol.** — Paracrésotate de phénol. 1 gramme par jour contre les rhumatismes.

**Microcidine.** — Naphtolate de soude, 3 p. 1000. Antiseptique.

**Molline.** — Savon très gras, bon excipient. Ne tache et n'irrite pas.

**Monol.** — Permanganate de chaux.

**Monotal.** — Ether de l'acide éthylglycolique et du gaïacol. Liquide peu soluble. Succédané du gaïacol. 2 à 5 grammes.

**Morphosan.** — Bromométhylane de morphine. Cristallisé en aiguilles blanches solubles. Utile dans le morphinisme. 0 gr. 05 à 0 gr. 20. Plusieurs fois par jour et chez les enfants, 0 gr. 02 à 0 gr. 1. Peu toxique.

**Mucusan.** — Sel de zinc, acides salicylique et borique. Poudre blanche soluble, 0 gr. 30 p. 100 dans la blennorragie et la leucorrhée.

**Mydrol.** — En solution au dixième. Mydriatique qui n'agirait pas sur l'accommodation.

**Myronine.** — Graisse analogue à la lanoline.

**Myrtol.** — Liquide antiseptique et digestif. 5 à 6 capsules de 0 gr. 15.

**Napelline.** — Alcaloïde de l'aconit.

**Naphtalan.** — Naphte du Caucase additionné de savon gélatineux, 4 p. 100. Calmant, antiseptique, antiparasitaire. (Dermatoses, eczéma, etc.). S'emploie pur ou en pommade à 5 p. 30, en émulsion, 2 à 5 p. 100 ou associé à la glycérine, au tanin, au soufre.

**Naphtoxol.** — Alcool 35, eau oxygénée à 3 p. 100, 65 ; naphtol, 2. Solution à 2 à 5 p. 100 (plaies).

**Nargol.** — Nucléinate d'argent. 10 p. 100 en solution aqueuse (Maladies de l'œil).

**Néoforme.** — Oxytriiodophénate de bismuth. Ressemble au xéroforme.

**Néopyrine.** — Valérylamido-antipyrine. Cristaux

peu solubles de saveur amère. Associerait les effets de la valériane et de la quinine.

**Néosiode.** — Iodocatéchine. Poudre jaune peu soluble, mais bien absorbée par l'appareil digestif qu'elle n'irriterait pas du tout.

**Neurodine.** — Acétyl-para-oxyphényluréthane. Cristaux insolubles, solubles dans 150 parties d'eau bouillante. 1 à 2 grammes en cachets comme analgésique. Succédané de la phénacétine.

**Neuronal.** — Bromodiéthylacétamide. Poudre blanche cristalline, peu soluble dans l'eau. Hypnotique, 0 gr. 50 à 1 gr. 50 en cachets, 1 gramme en moyenne. (Neurasthénie, hystérie, etc.).

**New-Sidonal.** — Acide quinique et quinide. Poudre cristalline, soluble dans l'eau. Agirait par son acide quinique à l'état naissant.

**Neutralon.** — Silicate d'aluminium, insoluble dans l'eau. Par demi-cuillerée à café contre les dyspepsies hyperpeptiques.

**Névraltéine.** — Paraphénylamideméthanosulfate de soude. Lamelles cristallines blanches, solubles dans l'eau. Antinévralgique et antipyrétique, 0 gr. 50 et plus en cachets.

**Nitron.** — Diphényl endanilodihydrotriazol. Lamelles jaunes, insolubles dans l'eau. Antiseptique.

**Nosophène.** — Tétraiodophénophtaléine. Poudre

un peu jaune, insoluble dans l'eau. Son sel bismuthique (eudoxine) est prescrit dans les diarrhées infantiles. 0 gr. 01 par mois d'âge jusqu'à 0 gr. 50.

**Novaspirine.** — Ether salicylique de l'acide méthylène citrique. Poudre blanche, insoluble dans l'eau. 1 à 2 grammes en cachets contre la grippe.

**Novocol.** — Sel de sodium de l'acide gaïacol-phosphorique. Poudre cristalline soluble. 0 gr. 25 à 0 gr. 50 ; pour l'enfant, 0 gr. 10.

**Novoiodine.** — Mélange de talc et de diiodure d'hexaméthylène tétramine. Poudre légèrement brune, insoluble, dégageant au contact des plaies de l'iode et de la formaldéhyde.

**Nucléol.** — Nucléine et mercure.

**Œnase.** — Ferments de raisins sélectionnés, grisâtres, inaltérables. Se prescrit en comprimés de 0 gr. 50 ; 4 à 6 contre les furoncles et anthrax. 4 à 10 dans les maladies infectieuses et rhumatismales.

**Olanes.** — Liniment à la vaseline.

**Olutkowbol.** — Retiré de l'écorce d'*Abroma angustum*. Emménagogue et antidysménorrhéique à la dose de 2 grammes.

**Omorol.** — Argent et albumine. Poudre jaunâtre, insoluble, antiseptique.

**Oresol.** — Ether monoglycérique du gaïacol, son succédané. Soluble dans 31 parties d'eau.

**Orphol.** — Bismuth β naphtolé, insoluble, antiseptique de l'intestin, 2 à 6 grammes.

**Orsudan.** — Méthylacétylaminophénylarsinate de sodium. (Voir ce mot.)

**Orthine** (Chlorhydrate d'). — Acide ortho-hydrazin-paraoxybenzoïque. Poudre blanche, soluble, fébrifuge à 0 gr. 35.

**Orthophosphate biacide d'argent.** — Soluble; antigonococcique, 0 gr. 30 p. 100 en injections.

**Orthosyphon staminus.** — On emploie les feuilles de cette labiée dans les maladies des voies urinaires en infusion à 5 p. 100.

**Ostauxine.** — Parabismuth. Le premier est un sel de calcium, le second un sel de bismuth, l'acide paranucléinique. L'ostauxine est une poudre blanche, fine, soluble, tonique. Le parabismuth est une poudre jaunâtre insoluble ayant les indications des sels de bismuth.

**Ouabaïne.** — Glycoside d'une apocynacée. Succédané de la strophantine, 1/10 de milligramme. Cristaux solubles dans l'eau bouillante retirés de l'*acanthera ouabaïo*. Cardiaque : 1/10 de milligramme.

**Ouate de Penghawar Djambi.** — Poils des fougères de Java et Bornéo. Antihémorragiques et hypotenseurs.

**Ovogal.** — Acides biliaires et albumine. Poudre

jaune insoluble. En cachets de 0 gr. 50 dans certaines maladies de l'intestin et du foie.

**Oxychlorine.** — Chlorure de potassium 37, nitrate 29, borate double de potassium et de sodium, 2. Acide borique 30, etc.

**Oxygénée solide (Eau).** — Perborate et bitartrate de sodium, mélange solide dégageant de l'eau oxygénée au contact de l'eau.

**Oxynoquinoléine.** — Sulfonate de zinc ou zincoquinol. Poudre jaune, insoluble, astringente, antiseptique et absorbante. S'emploie en nature ou mélangée à d'autres poudres ou enfin en pommades.

**Oxynoquinoléine.** — Sulfonate de mercure. Mercochinol. Voir ce mot.

**Oxyntine.** — Albumine et 5 p. 100 d'acide chlorhydrique. 0 gr. 40 à 0 gr. 80.

**Paraformol.** — Trioxyméthylène ; dégage du formol. Collodion à 50 p. 100.

**Paragangline.** — Extrait de capsules surrénales, XV à X gouttes, trois ou quatre fois par jour.

**Paralysol.** — Crésol, savon, talc et substance argileuse. Antiseptique.

**Paraxine.** — Diméthylaminoparaxanthine. Aiguilles blanches. Solubles à chaud, surtout en présence de carbonates alcalins. Diurétique. 1 à 4 grammes par jour. Par doses de 0 gr. 50.

**Pental.** — Triméthyléthylène. Liquide volatil, insoluble dans l'eau. Anesthésie légère avec 15 à 20 centimètres cubes.

**Peptone hydrargyrique ammoniaque.** — Bichlorure de mercure, chlorhydrate d'ammoniaque, peptone sèche, eau et glycérine, S'emploie comme la liqueur de Van Swieten.

**Perdynamine.** — Hémoglobine, albumine et fer organiques.

**Pereirine.** — Alcaloïde du *Pao papeiro*. Fébrifuge à la dose de 2 grammes.

**Pergénol.** — Eau oxygénée soluble. (Voir p. 110.)

**Péristaltine.** — Glucoside du *Cascara sagrada* pouvant s'employer même en injections hypodermiques.

**Pernol.** — Contient du baume du Pérou.

**Peroxols.** — Eau oxygénée et antiseptique.

**Peroxyde de benzoyle.** — Cristaux peu solubles antiseptiques, oxydants ; s'emploie en poudre et en émulsion dans les dermatoses.

**Peroxyde de sodium** (Savon au). — 3 à 5 p. 100 de peroxyde, 7 parties de savon médicinal et 3 parties de paraffine. Conseillé contre l'acné rosacée et pour régénérer l'air vicié par production d'oxygène.

**Pertussine.** — Extrait de thym.

**Perugène.** — Baume du Pérou synthétique.

**Pétrolan.** — Savon minéral par distillation de roches bitumeuses. Antiseptique et cicatrisant.

**Phénalgine.** — Ammonium-phénylacétamide. Poudre blanche insoluble. Analgésique à la dose de 0 gr. 50.

**Phénate de bismuth.** — Poudre jaune insoluble.

**Phénocolle.** — Le chlorhydrate, dérivé de la phénacétine. S'emploie à la dose moyenne d'un gramme.

**Phénosal.** — Acide salicylacétique et phénétidine. Poudre insoluble. S'emploie en cachets de 0 gr. 50. De 1 à 3 grammes par jour.

**Phénylepropionique** (acide). — Inhalations de 100 à 200 grammes de la solution de 0 gr. 05 à 2 grammes p. 100.

**Phénylforme.** — Phénol et formol. Poudre jaune antiseptique.

**Phénylméthane.** — Cristaux insolubles dans l'eau ; analgésique, 0 gr. 50 à 1 gramme.

**Phényluréthane.** — Poudre blanche, peu soluble dans l'eau ; antiseptique et antirhumatismale. 1 gramme par jour.

**Phésine.** — Poudre brunâtre peu soluble. Analogue à la phénacétine, 0 gr. 25 à 1 gramme chez les enfants, 1 à 3 grammes chez l'adulte.

**Phosphate de bismuth.** — Bismuthol soluble dans l'eau. Antiseptique intestinal. Conseillé dans les diarrhées infantiles en potion, en fractionnant par cuillerée d'heure en heure.

**Phosphotartrate de magnésium.** — *Abanon.* Poudre blanche, soluble, laxative, 1 à 2 cuillerées à café.

**Phtalate de morphine.** — Paillettes très solubles.

**Phthisopyrine.** — Aspirine. Acide camphorique et acide arsénieux. 0 gr. 25 contre la fièvre de la tuberculose.

**Pichi.** — Solanacée dont l'alcaloïde est la fabianine. S'emploie en décoction à 2 p. 100 comme diurétique.

**Pipéridine** (Bitartrate de). — Cristaux solubles dans l'eau. S'emploie à la dose de deux ou trois cachets de 0 gr. 50 contre la lithiase urinaire.

**Pittylène.** — Formaldéhyde et goudron de bois. Poudre brunâtre conseillée en solution à 5 p. 100 contre l'eczéma chronique.

**Pléjapyrine-para.** — Toluène sulfamide et antipyrine. Poudre cristalline, 1 à 2 grammes comme analgésique.

**Pneumine.** — Poudre jaune, insoluble dans l'eau. Se prescrit à la dose moyenne d'un gramme contre la tuberculose.

**Podophyllotoxine.** — Principe du *Podophyllum peltatum*. Purgatif à la dose de 5 à 8 milligrammes.

**Pollantine.** — Antitoxine proposée contre le rhume des foins.

**Prasoïde.** — Extrait d'une Globulariée, X à L gouttes dans un peu d'eau, en deux fois. Activerait la nutrition.

**Propésine.** — Ether propylique de l'acide para-amidobenzoïque. Poudre cristalline blanche peu soluble dans l'eau. S'emploie comme anesthésique local pour faciliter l'introduction des sondes, des ovules et crayons ou dans le traitement des plaies et ulcérations douloureuses en pommades au dixième.

**Proponal.** — Dipropylmalonylurée. Poudre cristalline soluble dans 70 parties d'eau bouillante. Hypnotique provoquant au bout de 15 minutes six à huit heures de sommeil à la dose de 0 gr. 30 dans une infusion chaude.

**Protiode.** — Iodéthylglycine. Cristaux incolores solubles. 0 gr. 15 à 0 gr. 25 à l'intérieur (iode naissant).

**Protocétrarique** (acide). — En solution alcoolique à 1 1/2 p. 100 à la dose de XX à C gouttes contre les vomissements (de la grossesse en particulier), la toux des tuberculeux, etc.

**Protosol.** — Ether salicylé de la glycérine qui n'est soluble que dans l'alcool et la glycérine. S'emploie mélangé à l'huile et à l'alcool en frictions antirhumatismales.

**Protyline.** — Albumine et phosphore. 4 à 5 grammes par jour.

**Pulmoforme.** — Méthylène digaïacol. Succédané de la pneumine.

**Pural.** — Charbon imprégné de menthol, acide benzoïque ; dégage en brûlant des vapeurs désinfectantes.

**Pyrantine.** — Para-éthoxyl-phényl succinimide. Aiguilles blanches, insolubles. Succédané de la phénacétine.

**Pyranum.** — Voir p. 70 (Benzoyle).

**Pyrenol.** — Benzoyloxybenzoate de benzoxylthymyl sodium. Poudre cristalline blanche, soluble dans l'eau. 1 à 3 grammes contre la coqueluche, l'asthme.

**Pyretol.** — Sulfate double de quinine et de pyramidon. S'emploie en perles à 0 gr. 10 ; 1 chez les enfants (suppositoires), plusieurs chez l'adulte.

**Pyrogallate de bismuth.** — Poudre jaune, non soluble, non toxique.

**Pyrosal.** — Dérivé du salicyl-acétate d'antipyrine. Faiblement soluble dans l'eau. Analogue au phénosal.

**Quinaseptol.** — Acide orthoquinolinmétasulfonique. Poudre peu toxique ; antiseptique interne et urinaire.

**Quinoformine.** — Combinaison d'acide quinique avec l'urotropine ou formine. 2 à 4 grammes en cachets ou solution.

**Radium.** — Le radium a été introduit par Jaboin dans la Pharmacologie.

Les médicaments radifères peuvent se diviser en deux catégories : 1° ceux dans lesquels le radium agit exclusivement par son rayonnement et son émanation, telles sont les *injections à doses massives*, les *pommades*, etc. ; 2° ceux dans lesquels le radium agit pour communiquer des propriétés radioactives à d'autres produits médicamenteux, comme les *ferments digestifs*, la *quinine*, l'*iode-menthol*, le *santal*, le *mercure*, etc.

Les *médicaments radifères* produisent les réactions habituelles des substances radioactives ; ils déchargent l'électroscope ; ils conservent leur radioactivité en permanence parce qu'ils contiennent réellement du radium. Mais le dosage de ce radium doit toujours être indiqué en *poids* (microgrammes Jaboin). C'est la seule indication pratique.

Le radium est un analgésique de choix, il relève l'état général, jugule certaines infections générales, augmente l'action thérapeutique de divers médicaments.

**Réguline.** — Agar-agar et 20 p. 100 d'extrait de cascara. 4 à 8 grammes.

**Résaldol.** — Sanoforme et résorcine. Poudre amorphe, jaune, insoluble dans l'eau, se dissolvant dans l'intestin. 2 à 4 grammes contre la diarrhée.

**Résorcinoforme.** — Résorcine et formol rouge-groseille, amorphe. Antiseptique pour l'usage externe comme l'aristol.

**Résorcinol.** — Résorcine et iodoforme. Poudre amorphe brune; antiseptique cicatrisant; douloureux sur les plaies ou ulcères, on le mélange à 4 parties d'amidon.

**Résosalyl.** — Préparé avec de la résorcine, du camphre, de l'acide salicylique, de la potasse, de l'acide benzoïque. Liquide limpide soluble dans l'eau. Succédané du phénosalyl (Monteil).

**Retinol.** — Hydrocarbure produit dans la distillation sèche de la colophane. Liquide oléagineux, d'odeur aromatique, antiseptique et balsamique. S'emploie pur contre la vaginite, en capsules contre la blennorragie et comme véhicule du phosphore. Capsules à 1/10e de milligramme.

**Rhamnus frangula** (extrait fluide). — Purgatif, 3 à 4 grammes.

**Sabromine.** — Sel calcique de l'acide dibromobenzénique. Se prescrirait même au cas de bromisme à la dose de 1 à 4 grammes en paquets, cachets ou tablettes.

**Saïodine.** — Sel calcique de l'acide monoiodobenzénique. Poudre insoluble dans l'eau. 1 à 2 grammes.

**Salacétol.** — Dérivé acétylé de l'acide salicylique. Cristaux insolubles ; se prescrit en cachets à la dose de 1 à 2 grammes. Serait préférable au salol.

**Salantol.** — Salicyl-acétone. Poudre blanche. 0 gr. 25 à 1 gramme en cachets, comme le salol.

**Salène.** — Ether éthylique et méthylique de l'acide salicylacétique. En frictions (alcool, huiles) contre le rhumatisme.

**Salicine.** — Glucoside d'une amentacée, le *Salix alba*, soluble dans l'eau. Antifébrile, 1 à 2 grammes.

**Salicylamide.** — Aiguilles solubles. 0 gr. 25 à 0 gr. 50.

**Salicylate d'aluminium.** — Salumine.

**Salicylate de cérium.** — Poudre rose, soluble. 0 gr. 05 à 0 gr. 10, contre les vomissements de la grossesse.

**Salicylate de mercure et d'amido-oxybutyrate de sodium.** — V. Asurol.

**Saliformine.** — Salicylate de formine, 1 à 2 grammes.

**Saligallol.** — Salicylate de pyrogallol. Vernis.

**Saligénine.** — Phényl-formaldéhyde. Cristaux solubles. 1 à 3 grammes contre les affections rhumatismales secondaires.

**Salimenthol.** — Ether salicylique du menthol. Liquide s'employant en capsules (0 gr. 25) pour l'usage interne ou en gouttes et pommades à 10 p. 100, comme antinévralgique ou antirhumatismal.

**Salit.** — Ether salicylique du bornéol. Liquide oléagineux, peu soluble dans l'eau, soluble dans les huiles grasses. S'emploie comme analgésique local.

**Salithymol.** — Salicylate de thymol. 1 gramme, en cachets.

**Salocol.** — Salicylate de phénocolle. 1 gramme en cachets.

**Salocréol.** — Liquide brun, huileux, retiré par traitement spécial du goudron de bois de hêtre. Insoluble dans l'eau ; s'emploie à la dose moyenne de 10 grammes ou solution alcoolique et non huileuse, en badigeonnage ou friction.

**Saloquinine.** — Ether quinique de l'acide salicylique. Poudre blanche, insoluble dans l'eau. Calmant à la dose de 0 gr. 50 à 2 grammes.

**Salumine.** — Salicylate d'aluminium. S'emploie en solution dans la glycérine neutre ou alcalinisée ; badigeonnages en rhino-laryngologie.

**Sambucine.** — Extrait de sureau, diurétique. 10 grammes par jour.

**Sanguinol.** — Préparation d'hémoglobine de veau. Poudre soluble dans l'eau.

**Santyl.** — Ether salicylique du santalol. Par gouttes, XX à LX par jour. Capsules à 0 gr. 40 par jour.

**Sapodermine.** — Savon au caséinate de mercure, non irritant. Conseillé dans les dermatoses.

**Scabiol.** — Savon de styrax.

**Scharlachrot.** — Voir p. 14.

**Schthargan.** — Argent thio-hydrocarbure sulfonique. Poudre brune, soluble, fortement antiseptique.

**Scorogène.** — Régulateur intestinal. S'emploie à la dose de 2 à 3 cuillerées à café et se compose d'extraits d'algues et de mucilages émollients, gonflant facilement ; cholalogue par un extrait de boldo.

**Silicate d'aluminium.** — Voir NEUTRON.

**Soamine.** — Para-aminophénylarsinate de sodium. Succédané de l'atoxyl.

**Sodophtalyl.** — Disodoquinone phénolphtaléinique. En cachets ou capsules à 0 gr. 25. Laxatif.

**Sophol.** — Acide formaldéhyde nucléinique, en combinaison argentique. Poudre soluble.

**Soufre colloïdal.** — Obtenu en mélangeant un sulfure alcalin avec l'acide sulfureux en présence de l'albumine.

**Sozoiodol.** — Acide diiodoparaphénylsulfurique. Succédané inodore de l'iodoforme. Le sozoiodolate de mercure est une poudre jaune, peu soluble ; s'emploie en poudre ou pommade à 5 ou 10 p. 100. Le sozoiodolate de potasse se présente sous la forme d'écailles nacrées. Le sozoiodolate de soude sous celle d'aiguilles incolores, solubles, et enfin le sozoiodolate de zinc sous celle d'une poudre cristalline incolore, soluble.

**Spirosal.** — Ether de l'acide salicylique du glycol. Liquide incolore, huileux, soluble dans l'huile et 110 parties d'eau. Sans action irritante. S'emploie en frictions dans le rhumatisme.

**Stéagine.** — Stéarate de zinc dissous dans la paraffine.

**Stériforme.** — Sucre et formaldéhyde.

**Strophantine.** — Glucoside du *Strophantus hispidus*. Poudre cristalline soluble. Tonique cardiaque se prescrivant par dixièmes de milligramme.

**Styptol.** — Phtalate de cotarnine. Comme styphicine. Voir p. 100.

**Styracol.** — Cinnamate de gaïacol. Aiguilles insolubles dans l'eau, solubles dans l'alcool et les huiles. Conseillé dans la tuberculose, etc. 1 à 6 grammes par doses de 1 gramme, en cachets. Enfants, 0 gr. 50 avec du sucre.

**Subcutine.** — Paraphénolsulfonate d'anesthésine.

Poudre cristalline blanche, peu soluble. Analogue à l'anesthésine.

**Sublamine.** — Sublimé et éthylènediamine. Solution à 2 p. 100 pour les soins antiseptiques.

**Sulfaminol.** — Thio-oxydiphénylamine. Poudre jaunâtre, insoluble dans l'eau. Réunirait les propriétés du soufre et du phénol.

**Sulfanilique** (acide). — Acide amidophényl sulfureux. Cristaux solubles dans l'eau, avec addition de 5 p. 100 de carbonate alcalin de soude. Conseillé contre les accidents iodiques.

**Sulfate de vératrine.** — Poudre grisâtre soluble, sternutatoire et antinévralgique, 2 milligrammes.

**Sulfogénol.** — Liqueur brune, soluble. Succédané de l'ichtyol.

**Sulfoïde.** — Soufre colloïdal.

**Sulfopyrine.** — Sulfanilate d'antipyrine. Poudre blanche cristalline. Soluble dans l'eau. 1 gramme par jour.

**Tachiol.** — Fluorure d'argent. Poudre brune. Très antiseptique et coagulant peu l'albumine. Utile dans les ophtalmies en lotions à 1 p. 5000 et contre les papules syphilitiques, en compresses au 100e.

**Tanargentane.** — Poudre grise obtenue en traitant une solution de blanc d'œuf par le tanin et le nitrate d'argent. Peu soluble. 1 gramme en deux ou trois fois par jour.

**Tang-kui.** — Euménol.

**Tannakol.** — Albuminoïde et tanin. Poudre antidiarrhéique.

**Tannate d'aluminium** ou **Tannal.** — S'emploie en poudre et en préparations glycérinées en rhino-laryngologie.

**Tannate de créosote.** — Créosal. Poudre marron, soluble. Se prescrit en cachets, pilules ou solution aqueuse au huitième.

**Tannisol.** — Tanin et formaldéhyde. Poudre brunâtre, insoluble, antidiarrhéique. 0 gr. 10 à 0 gr. 50 et pour l'usage externe.

**Tannobromine.** — Aldéhyde formique et tanin dibromé. Poudre jaunâtre insoluble dans l'eau, soluble dans l'alcool. Employée contre l'alopécie.

**Tannocol.** — Gélatine et tanin. Poudre grisâtre très peu soluble, astringente. 0 gr. 25 en paquets pour les enfants et cachets de 1 gramme pour les adultes. A répéter au besoin.

**Tanno créosoforme.** — Aldéhyde formique, créosote et tanin. Antiseptique intestinal. 1 gramme trois fois par jour.

**Tannon.** — Tanin et urotropine. Poudre brune,

insoluble dans l'eau. Se prescrit dans les diarrhées secondaires à la dose de 2 à 3 grammes pour les adultes ; de 0 gr. 20 à 0 gr. 80 pour les enfants.

**Tannopine.** — Tanin et urotropine. 0 gr. 25 trois fois par jour chez les enfants en bas âge et 1 gramme, plusieurs fois par jour, chez les enfants plus âgés. Insipide.

**Tannothymol.** — Aldéhyde formique, thymol et tanin. Poudre blanchâtre insoluble dans l'eau. Se prescrit contre la diarrhée par un ou plusieurs grammes de 0 gr. 50 à 15 grammes.

**Tannyl.** — Poudre gris brunâtre, insoluble dans l'eau. Se prescrit avec un mucilage par doses de 1, 2 et 3 grammes.

**Tellurate de potasse.** — Poudre blanche peu soluble. 1 à 4 centigrammes. Tellurate de soude, *idem.*

**Térébène.** — Isomère de l'essence de térébenthine.

**Tétronal.** — Diéthylsulfone-diéthylméthane. Succédané du sulfonal. 0 gr. 50 matin et soir.

**Thaolaxine.** — Voir spécialités.

**Théobromose.** — Théobromine lithique, soluble. Fines aiguilles. Solution à 0 gr. 15 par cuillerée à bouche et injections hypodermiques de 0 gr. 20 de théobromose par centimètre cube.

**Théocine.** — Diméthylxanthine. Poudre blanche,

soluble, surtout à chaud. 0 gr. 30, une ou deux fois par jour.

**Théolactine.** — Théobromine sodée et lactate de soude. Poudre soluble dans l'eau. 1 à 2 grammes par jour.

**Théophorine.** — Théobromine sodée et formiate de soude. Poudre blanche soluble dans l'eau, surtout à chaud. 1 à 2 grammes par jour.

**Thérapogène.** — Liquide brun, dérivé de la naphtaline. S'emploie comme désinfectant à 2 p. 100.

**Thermiol.** — Phénylpropiolate de soude. Poudre blanche, très soluble. S'emploie en solution à 50 p. 100, comme le cinnamate de soude.

**Thermodine.** — Acétyléthoxyphényluréthane. Cristaux peu solubles. Antithermique à la dose de 0 gr. 30.

**Thilamine.** — Lanoline sulfurée.

**Thilavène.** — Produit provenant d'huiles essentielles contenant de l'acétate de linalyle. Tampons de 5 p. 100 pour le vagin ou injections de 30 p. 100.

**Thimacétine.** — Succédané de la phénacétine.

**Thiocamphre.** — Camphre sulfureux.

**Thiodine.** — Thiosinamine et iodure d'éthyle. Cristaux solubles. 0 gr. 10 en pilules ou injections hypodermiques tous les deux jours.

**Thioforme.** — Dithiosalicylate de bismuth. Succédané de l'iodoforme.

**Thiorésorcine.** — Bisulfhydrate de phényle. Poudre jaune insoluble dans l'eau. S'emploie comme l'aristol en poudre ou pommade au dixième.

**Thymotal.** — Carbonate de thymol. Substance cristalline blanche. 2 grammes pour les adultes comme anthelminthique. 0 gr. 50 à 1 gramme pour les enfants pendant quatre jours. Purgatif ensuite.

**Tolypyrine.** — Para-toly-diméthylpyrazolone. Cristaux solubles. Succédané de l'antipyrine.

**Tolysal.** — Cristaux rosés peu solubles. Prescrit en cachets de 0 gr. 50. 5 à 6 par jour contre les névralgies et le rhumatisme.

**Tomaqua.** — 1 partie de bromure de soude, 2 de bromure de potasse et respectivement, 2, 3 et 10 p. 100 d'antipyrine, d'extrait de rhubarbe ou de cascara et d'amidon. Conseillé contre le mal de mer.

**Traumatol.** — Iodo-crésylol. Poudre rouge d'odeur forte. Antiseptique analogue à l'iodoforme.

**Tribromophénol de bismuth.** — Poudre jaune, insoluble, anticholérique par doses de 0 gr. 50. 6 à 10 fois.

**Tribromure d'allyle.** — Liquide antiasthmatique. X à XX gouttes en capsules.

**Tribromure de salol.** — Salicylate de tribromophénol. Poudre blanche insoluble, 0 gr. 50 à 1 gramme. Chez les agités chroniques.

**Trichloracétylsalicylique** (acide). — N'a pas l'acidité de l'aspirine.

**Trichlorophénol.** — Cristaux, peu solubles dans l'eau. Antiseptique non irritant.

**Triferrine.** — Fer et acide paranucléique. Contenant exactement 22 p. 100 de fer, 2,5 p. 100 de phosphore et 9 p. 100 de sodium. 0 gr. 25 trois fois par jour.

**Triphénine.** — Propionylphénétidine. Poudre cristalline blanche, très peu soluble. Antinévralgique, 1 gramme.

**Tropacocaïne.** — Alcaloïde synthétique moins toxique que la cocaïne.

**Trypanroth.** — Colorant de la série benzopurpurique. Poudre légèrement brune, soluble ; se prescrit en cachets à 0 gr. 50 et en injection à 1 p. 100 dans le cancer et la trypanosomiase.

**Trypsine.** — Ferment pancréatique soluble dans l'eau. Soluble au 1/10e.

**Tryroglandine.** — Iodoglobuline et thyroïdine. En tablettes, 0 gr. 20.

**Tulase.** — Tuberculine de Behring.

**Tuménol.** — Substance noire, obtenue en traitant les huiles minérales. Succédané de l'ichtyol. 5 p. 100.

**Tussol.** — Amygdalate d'antipyrine.

**Tutu.** — L[illegible] tutine, glycoside blanc, est un excitant médullaire [illegible] colorant pour tatouage.

**Tyramine.** — P.-oxyphényléthylamine retiré de l'ergot, comme l'ergotoxine ou l'isoamylamine. S'injecte à la dose de 5 milligrammes.

**Ural.** — Chloral-uréthane. — Cristaux peu solubles. S'emploie comme hypnotique à la dose de 2 grammes.

**Urane** (azotate). — Antidiabétique. 0 gr. 05.

**Urate d'éthylamine.** — Acide urique et éthylamine. Soluble. Conseillé dans la lithiase rénale.

**Uréthane de thymol.** — Cristaux peu solubles. Antiseptique interne.

**Urisolvine.** — Citrate de lithium et d'urée. Antiarthritique, 2 grammes.

**Urocitral.** — Citrate double de théobromine et de soufre. Poudre blanche, soluble dans l'eau chaude. Antirhumatismal. 0 gr. 50 à 0 gr. 80.

**Urogosane.** — Gonosan et formine. 6 à 8 capsules.

**Urol.** — Acides quinique et urique. 3 grammes par jour.

**Urophénine.** — Salicylate de théobromine et de lithine. 3 à 4 grammes par jour. Soluble.

**Uropural.** — Uva ursi, salol et hexaméthylène tétramine. 1 gramme par jour.

**Urosine.** — Quinate de lithine. 3 grammes en solution effervescente.

**Ursal.** — Salicylate d'urée.

**Valérianate d'antipyrine.** — Cristaux solubles. Doses de l'antipyrine.

**Valérianate d'antipyrine et de quinine.** — Cristaux solubles. Antinévralgique.

**Valérianate de cérium.** — Poudre grisâtre insoluble. 0 gr. 05 contre les vomissements incoercibles.

**Valéridine.** — Valérianate de paraamidophénétol. Cristaux insolubles. 0 gr. 50 à 1 gramme.

**Valisane.** — Ether bromo-isovalérianique du bornéol. Liquide incolore. 0 gr. 50 à 0 gr. 75 en capsules à 0 gr. 25.

**Valyl.** — Diéthylamide de l'acide valérianique. Liquide. Se prescrit comme calmant à la dose de 0 gr. 10 par capsule. 2 à 3.

**Vanadique** (acide). — Conseillé pour la cicatrisation des plaies en gynécologie et comme agent d'oxydation.

**Vasapon.** — Succédané du vasogène.

**Vasenols.** — Excipients absorbant les liquides aqueux obtenus par le mélange d'huile de vaseline et alcool gras retirés de la lanoline, du blanc de baleine et se préparant sous la forme de poudre, d'émulsion et de liquide.

**Vérisanol.** — Lécithine, hémoglobine, quinine et sucre. Tonique génital.

**Véronal sodique.** — Sel monosodique de l'acide diéthylbarbiturique. Poudre cristalline, soluble à 1 p. 5.

**Vésipyrine.** — Acétylsalol. Poudre cristalline, insoluble, antirhumatismale. 2 à 3 grammes.

**Viferral.** — Pyridine et chloral. Poudre cristalline, soluble dans l'eau chaude. Peut se prescrire en cachets de 0 gr. 50 à 1 gr. 50.

**Vinopyrine.** — Phénétidine et acide tartrique.

**Xaxaquine.** — Acétylsalicylate de quinine. Poudre cristalline, 0 gr. 20 deux ou trois fois par jour.

**Zimphène.** — Métaoxycyanocinnamate de sodium. Corps blanc soluble. Excitant glandulaire et digestif. Se prescrit en cachets à 0 gr. 10, 1 à 3 par jour.

**Zincopyrine.** — Chlorozinco-phényldiméthylpyrazolone. Cristaux assez solubles. Conseillée sous forme de gaze à 40 p. 100 dans le cancer du sein.

**Zincoquinol.** — Oxyquinoléine-sulfonate de zinc. Poudre jaune, insoluble, astringente, antiseptique. Se prescrit pur ou mélangé à tous succédanés de l'iodoforme, de l'aristol et du dermatol.

---

## NOTE

*Pour nous permettre de terminer tout contrôle expérimental avant l'impression de l'édition prochaine, nous demandons qu'on nous adresse,* avant le 1er mars 1912, *tous documents et références scientifiques. Non seulement pour cette première liste, mais aussi et surtout pour la liste suivante.*

---

## 2° SECONDE LISTE

### ÉTUDE PLUS COMPLÈTE DES MÉDICAMENTS NOUVEAUX DONT LA VALEUR, EN CLIENTÈLE S'AFFIRME A DES DEGRÉS DIVERS.

**Acoïne.** — Diparaanisylmonoparaphénétylguanidine. Poudre cristalline, blanche, soluble dans l'eau. En solution aqueuse à 1 p. 100, l'acoïne agit sur la conjonctive comme anesthésique local. (Trolldenier et Hesse). Employée en art dentaire (Senn) et en injections dans l'œil, 0 gr. 05 dans 5 grammes de soluté à 8 p. 100 de chlorure de sodium (Darier). Moins toxique que la cocaïne, mais plus altérable et plus nécrosante. Ce produit ne paraît pas devoir s'imposer, malgré ses partisans.

**Adrénaline.** — Dioxyphényl-éthanol-méthylamine. Principe actif des glandes surrénales (Takamine, de New-York). Poudre cristalline, un peu grise, soluble dans les acides et les alcalis (ammoniaque excepté). Vaso-constricteur le plus énergique. Son action violente sur le cœur et la circulation détermine une hypertension de quelques minutes, bientôt suivie d'une hypotension durable, due à une paralysie vaso-motrice.

Hémostatique local et interne : Action de vingt

minutes à quatre heures. On utilise surtout le chlorhydrate et le tartrate. La suprarénine synthétique a la même action. Les deux succédanés suivants auraient une efficacité plus discutable : l'artérénol ou chlorhydrate de dioxyphényléthanolamine et l'hémorénone, ou chlorhydrate de l'éthylaminoacétopyrocatéchine.

En pratique, l'action du chlorhydrate d'adrénaline est incontestable dans les cas suivants :

Dans les kératites, l'iritis et le glaucome. Dans le purpura, les hémorragies buccales. Dans les hématémèses, les hémoptysies, les épistaxis rebelles ; dans les cas d'intoxication par l'opium et la morphine, dans tous les cas de congestion locale (hémorroïdes (voir page 000), acné rosacée, rhinites, etc.), il faut savoir que les faibles doses ont une action réelle et suffisante ; ce qui supprime d'ailleurs les inconvénients du prix très élevé.

Doses, V à XL gouttes de la solution au millième (enfants, V à X gouttes).

| | |
|---|---|
| Chlorhydrate d'adrénaline..... | 1 gr. |
| Chlorétone.................... | 5 gr. |
| Soluté physiologique de chlorure de calcium. Q. S. pour | 1.000 cc. |

S'altère au contact de l'air et perd en partie ses propriétés vaso-motrices.

En injections, 1 milligramme (0 gr. 01 pour 10 gr.).

Localement solution au millième.

Dans la pommade associer la lanoline et la vaseline.

Synonymes : Suprarénine, paranéphrine, épinéphrine, sphygmogénine, avasine, unaline. (Voir Médications nouvelles.)

En résumé, l'adrénaline est un médicament nouveau qui paraît mériter d'être conservé comme hémostatique et vaso-constricteur. M. Mansier conseille d'utiliser la poudre suivante, pour préparer au moment de l'emploi : adrénaline, 0 gr. 05 ; acide citrique, 0 gr. 10 et acide borique, 4 gr. 85. C'est une formule peu usitée mais utile puisque les solutions d'adrénaline s'altèrent à l'air. Voir Formules, p. 169.

**Æthone.** — Ortho-formiate d'éthyle de la série des produits éthérés carbériques (Brissemoret). Liquide très odorant, soluble dans l'eau. Antispasmodique et un peu diurétique.

En pratique, si les enfants l'acceptent, l'æthone peut être prescrite dans la coqueluche, mêlée au moment de l'emploi à de l'eau sucrée, à du sirop de tolu coupé d'eau. On donne au-dessous de deux ans, V à XV gouttes à répéter quatre à cinq fois par jour. Au-dessus de deux ans, XV à XXX gouttes. Pour les adultes XXX à L gouttes à répéter à volonté. Il est permis d'augmenter ces doses car le produit ne passe pas pour être toxique, et, malgré sa saveur brûlante, il est bien toléré.

**Airol.** — Oxyiodogallate de bismuth. Poudre gris-verdâtre ; insoluble dans les dissolvants ordinaires, soluble par décomposition dans les alcalins. Agit par mise en liberté lente d'iode naissant. S'emploie en poudre, pour l'usage externe, comme succédané de l'iodoforme, en pommades à 5 p. 100, en poudre, en émulsion à 5 p. 100 ou parties égales de glycérine et d'eau pour injections nasales, auriculaires et avec un mucilage de gomme arabique à 5 p. 100, comme antigonococcique.

**Aloïne.** — Principe actif de l'aloès. Cristaux jaunes, solubles dans l'eau chaude. 0 gr. 05 à 0 gr. 10 en pilules. 0 gr. 05 en injection sous-cutanée d'aloïne dissoute dans la formamide. Nous n'avons utilisé l'aloïne que sous la première forme. La dose de 0 gr. 01 à 0 gr. 03 est apéritive pour enfants et adultes.

**Alumnol.** — Naphtoldisulfonate d'aluminium. Poudre blanc grisâtre soluble, astringente, antiseptique. Prescrit à 1 p. 100 comme antigonococcique et à 4 p. 100 pour le pansement des plaies, dans les dermatoses (eczémas, prurigo, acné, etc.).

**Amyloforme.** — Amidon, dextrine et formol. Poudre blanche insoluble, se décomposant au contact des tissus. S'emploie en nature. Nous l'utilisons volontiers sous forme de gaze. On a pu en injecter dans l'empyème : n'est pas toxique. V. formules, p. 169.

**Anesthésine.** — Ether méthylique de l'acide para-amido-benzoïque. Poudre blanchâtre, peu soluble dans l'eau. Anesthésique local (prurit, hémorroïdes et ulcère de l'estomac). Robin la recommande. Pastilles ou cachets, 0 gr. 20 à 0 gr. 30, 2 fois par jour. Pommade à la lanoline au dixième. Suppositoires, 0 gr. 02 à 0 gr. 25. Poudre avec dermatol, 10 p. 100. Voir formules, p. 169.

**Aniodol.** — Solution de trioxyméthylène dans la glycérine avec addition d'un dérivé de la série allylique. Antiseptique et désodorisant ni toxique, ni irritant. S'emploie sous forme de solution mère, de poudre, de gaze, de savon, comme antiseptique chirurgical. Pinard le recommande en obstétrique et en gynécologie en solution à 1 p. 4000. Nous l'utilisons dans ces cas, quand il y a lieu de prolonger l'action d'un antiseptique en lavages vaginaux ou utérins. Pour l'usage interne, sol. au 20e (à l'étude).

**Antalgol.** — Quinosalicylate de pyramidon. Poudre blanche, soluble dans l'eau. Se prescrit en granulés et à plusieurs cuillerées à café contre le rhumatisme, les névralgies et la diathèse urique. Voir spécialités.

**Antispasmine.** — Mélange de narcéine sodique et de salicylate de soude. S'emploie à la dose de 0 gr. 05 à 0 gr. 15 en solution ou potion alcoolisée comme sédatif. Un centigramme par année d'âge chez l'enfant ; peut se prescrire en potions. 0 gr. 10 p. 100 par cuillerée à café contre la coqueluche, la toux convulsive spasmodique, etc. Voir formules, p. 170.

**Apocodéine** (Chlorhydrate d'). — Conseillé par Foy et Combemale à la dose de 0 gr. 02 à 0 gr. 05 en injections intra-musculaires, chez les aliénés agités et comme laxatif à la dose de 2 centimètres cubes de la solution aqueuse au centième, par excitation des mouvements intestinaux et de la sécrétion glandulaire.

**Argent.** — Collargol, Electrargol. Voir p. 70 et 73.

**Argyrol.** — Vitellinate. Protéinate d'argent. Nargol. Amorphe, brunâtre, soluble dans l'eau. Employé en solution à 10 à 20 p. 100 pour les instillations urétrales, à 1 p. 1000, en lavages, dans la blennorragie, à 1 p. 100 contre la dysenterie, à 2 p. 100 dans les maladies des yeux. Il est incompatible, dans les collyres, avec les chlorhydrates d'adrénaline et de pilocarpine et le sulfate de zinc et avec le chlorhydrate de cocaïne si sa solution est un peu forte. L'employer comme le protargol ; plus stable que celui-ci, il est aussi moins irritant que le nitrate d'argent. L'argyrol mérite d'être conseillé, en résumé, surtout dans la blennorragie et dans les ulcérations de la cornée. Voir formules, p. 170.

**Arhéol.** — Principe actif de l'essence de santal. Antigonococcique efficace, 6 à 10 capsules de 0 gr. 20.

**Aristol.** — Thymol biiodé, amorphe, rouge brique, insoluble dans l'eau ; succédané de l'iodoforme. S'utilise en poudre, en pommade au dixième. Conseillé en particulier pour les engelures, l'ecthyma, les crevasses, etc. On a préconisé son emploi en injections dans les abcès froids (mélangé à de l'huile de vaseline). On emploie de même le phénol biiodé, la résorcine bi-iodée, l'iodo-gaïacol et l'iodo-crésyl.

**Aristoquinine.** — Ether carbonique neutre de la quinine aristochine. Poudre blanche insoluble, insipide, renferme 96 p. 100 de quinine. A conseiller chez les enfants à la dose de 0 gr. 10 par année d'âge. Ce sel de quinine ne devant qu'à son insolubilité son défaut d'amertume, il faut le prescrire en suspension, jamais en potion acide.

**Arrhénal.** — Méthylarsinate disodique (1). Ne

(1) Ce dernier nom est le seul scientifique. Comme il arrive souvent, le mot arrhénal ne désignait à l'origine que

forme pas, par la voie digestive, d'oxyde de cacodyle comme le diméthylarsinate sodique. Très utile dans le traitement des fièvres paludéennes et comme tonique général. S'emploie aux doses de 0 gr. 05 à 0 gr. 10 en injections, pilules ou solutions à 5 p. 100. Donner aux enfants I à II gouttes par année d'âge. Le jeune médecin n'a pas à hésiter entre l'arrhénal et le cacodylate. Si l'injection hypodermique est nécessaire et acceptée par le malade, le cacodylate est préférable, l'arrhénal, au contraire, est mieux indiqué pour la voie gastrique.

**Aspirine.** — Ether acétique de l'acide salicylique. Aiguilles cristallines blanches solubles dans 125 d'eau seulement. S'emploie en cachets ou potion alcoolisée ou en suspension dans l'eau sucrée pour les enfants. Adultes, 1 à 3 grammes par doses de 0 gr. 50 ; 0 gr. 25 à 1 gramme pour les enfants. Déconseillée au cas d'hypoacidité gastrique. Son action est très nette dans la grippe et l'angine des enfants. On l'a même préconisée en pulvérisations fines sur les amygdales. On l'utilisera avec succès aussi dans le rhumatisme articulaire, dans la pleurésie sèche, le lumbago et la dysménorrhée. Bien tolérée par l'enfant, elle peut, chez l'adulte, provoquer des sueurs abondantes et même des bourdonnements d'oreille (Hirtz et Robin).

**Atoxyl.** — Anilide de l'acide méta-arsénique ou aminophénylarsinate de soude. Poudre blanche cristalline soluble dans l'eau. Préconisé à des doses de 0 gr. 10 à 0 gr. 20, dans les affections de peau. Sal-

le produit spécialisé et c'est abusivement qu'on prend l'un pour l'autre.

mon et Hallopeau l'ont employé à hautes doses comme antisyphilitique (0 gr. 50 à 0 gr. 75). Dans ce cas, comme dans la maladie du sommeil, la tuberculose, le cancer, les résultats obtenus sont variables. La solution doit être stérilisée au-dessous du point d'ébullition. L'atoxyl parait devoir céder la place à des produits nouveaux, après avoir été plus expérimenté qu'il ne sera utile.

**Benzo-naphtol.** — Poudre cristalline blanche, insoluble dans l'eau, soluble dans l'alcool. Antiseptique intestinal, peu toxique, qu'on peut employer par doses de 0 gr. 25 ou 0 gr. 50 jusqu'à 3 et 5 grammes chez l'adulte et jusqu'à 2 grammes chez l'enfant (0 gr. 10 par année d'âge). Il se décompose dans l'intestin, en acide benzoïque et en naphtol β.

C'est un produit qui mérite d'être conservé malgré le discrédit actuel un peu justifié des produits en ol. Nous le prescrivons, rarement seul, mais en association avec d'autres médicaments en cachets, paquets ou suspension dans une potion.

**Biolactyl.** — Symbiose de deux ferments lactiques en culture riche.

**Bismuth colloïdal.** — Sous les noms de bismon (oxyde colloïdal) et de bismuthose, on conseille des préparations albuminoïdes de bismuth. Le premier est soluble et s'emploie en solution au dixième, le second est insoluble et s'emploie aux doses du bismuth.

**Bleu de méthylène.** — Chlorure de tétraméthylthionine. Matière colorante bleue dérivée de l'aniline. Poudre soluble dans l'eau et l'alcool. Colore les urines en vert.

La solution à 2 p. 100 s'injecte à la dose de 1 à 4 centimètres cubes qui n'est pas douloureuse, contre es névralgies (Ehrlich et Lippmann).

Pour s'assurer de la perméabilité rénale on l'emploie en pilules ou cachets de 0 gr. 10, à la dose de 0 gr. 50 à 1 gramme.

Les urines se colorent en vert au bout d'un quart d'heure ou demi-heure et cessent d'être colorées après 40 heures. Aux enfants, Achard et Castaigne injectent un centimètre cube de la solution au vingtième. Conseillé contre la fièvre palustre à la dose de 0 gr. 25 deux fois par jour pendant une semaine. Antiblennorragique (Boivet). Ulcérations des enfants. Badigeonnages de la solution à 5 p. 100 (Comby). On évite tous accidents en prescrivant de petites doses et en ne dépassant pas 1 gramme par jour.

**Boldo (Boldine,** boldoglucine). — Le glucoside boldoglucine aurait seul toutes les propriétés actives de la feuille du *Pneumus boldus*, Monimiacée. Conseillé dans les affections douloureuses de l'estomac et les maladies de foie, le boldo s'emploie en infusion à 1 p. 1000, la teinture à la dose de XX gouttes qu'on augmente peu à peu. La boldine se prescrit en granules de 1 milligramme et la boldoglucine en capsules de 0 gr. 10. 5 à 6 par jour.

**Bromidia.** — La formule en serait :

| | | |
|---|---|---|
| Extrait de jusquiame..... <br> Extrait de cannabis indica | ââ | 0 gr. 05 |
| KBr.................. <br> Chloral................ | ââ | 6 gr. |
| Eau......... Q. S. pour faire | | 32 gr. |

Dose de 2 à 4 grammes.

Chez les enfants, Comby conseille une formule quatre fois moins active par cuillerées à café. Cette association médicamenteuse paraît active.

**Bromipine.** — Brome et huile de sésame, 1/10 à 1/3. C'est un liquide brun foncé dont on prescrit une cuillerée et plus en potion ou lavement.

**Bromoforme.** — Formène tribromé. Liquide incolore, soluble dans l'eau chaude et l'alcool. Conseillé avec succès dans la coqueluche et la toux irritative. Il faut se servir de bromoforme de préparation récente et bien agiter avant l'emploi. On le donne dans un looch huileux ou par gouttes. IV par année d'âge. Adultes, 0 gr. 50 à 1 gr. 50.

**Bulgarine.** — Ferment lactique pour la préparation du yohourt.

**Cacodylates.** — Sels de l'acide diméthyl-arsénique. Le cacodylate de soude est le plus employé. Petits prismes incolores, solubles dans l'eau et l'alcool. Contient 54 p. 100 d'acide arsénieux, sans avoir une grande toxicité (Danlos). Conseillé d'abord dans le psoriasis, 0 gr. 10 en injections ou 0 gr. 27 *per os*, ensuite dans le lichen, la chlorose, les convalescences et la tuberculose au début. Dans toutes ces maladies le cacodylate de soude est *actif*. Chez l'enfant, 0 gr. 02 à 0 gr. 05. Chez l'adulte, 0 gr. 05 à 0 gr. 10. Renaut recommande les injections rectales de 5 centimètres cubes d'une solution faible ou forte (solution à 20 p. 100), 2 injections par jour par période de six et dix jours.

La fièvre et les vomissements ne seraient pas une contre-indication (Gautier). Le cacodylate de fer a été employé dans la chlorose par Gilbert et Lereboullet, 0 gr. 03 par centimètre cube en injection ou 0 gr. 05 à 0 gr. 15 à la fin des repas *per os*.

Le cacodylate d'hydrargyre ou cacodylo-mercurate d'ammoniaque, très soluble dans l'eau, s'injecte à la dose de 0 gr. 01 ou 0 gr. 02.

Le cacodylate de strychnine est prescrit aussi en injections de 2 milligrammes par jour contre la tuberculose. Contre la tuberculose aussi le cacodyliacol, cristaux solubles dans les huiles, se prescrit en injections de 0 gr. 10 d'un soluté huileux à 1 p. 10.

L'acide cinnamilcacodylique se décompose dans l'eau comme le cacodylate de gaïacol.

**Caféine.** — Existe dans le café, le thé, la kola, le cacao, etc., mais se retire généralement du thé. Aiguilles soyeuses, peu solubles dans l'eau, 1 : 75. Médicament d'épargne, tonique cardiaque, un peu diurétique. 0 gr. 25 à 0 gr. 50, il est préférable de ne pas dépasser 1 gramme. On l'associe au benzoate ou salicylate de soude. Le citrate de caféine ne doit pas se prescrire avec le benzoate ou le salicylate de soude. Le valérianate de caféine est conseillé contre la coqueluche des enfants, 1 gr. 50 dans 250 grammes de sirop de café (Comby) ; nourrissons, 3 cuillerées à café ; de 2 à 5 ans, 3 cuillerées à dessert ; de 5 à 10 ans, 3 cuillerées à soupe.

L'étoxycaféine s'emploie comme la caféine.

La caféine-chloral, soluble, à la dose de 0 gr. 30 en injection, d'ailleurs douloureuse, a été conseillée en Allemagne contre la douleur de la goutte. Le sel caféine-sulfonate de soude, soluble dans l'eau froide, serait très diurétique. En résumé, la caféine employée à petites doses répétées : 0 gr. 25 chez l'adulte ; 0 gr. 10 chez l'enfant, est un bon médicament à conserver.

Le nouveau Codex emploie la caféine n° 1 avec benzoate dosé à 0 gr. 25 et n° 2 avec salicylate, dosé à 0 gr. 40. Médicament devenu classique.

**Camphorate de pyramidon.** — Le camphorate acide de pyramidon cristallisé est soluble dans l'eau et s'emploie en cachets ou en potion à la dose de 0 gr. 30 à 1 gramme contre les sueurs des phtisiques. On peut augmenter son action antisudorale en ajoutant encore un peu d'acide camphorique. Voir formules, p. 170.

**Carbonate de gaïacol.** — Duotal. Poudre cristalline insoluble dans l'eau ; peu irritante pour les muqueuses, 0 gr. 25 à 0 gr. 50 deux fois par jour, en augmentant s'il y a lieu jusqu'à 2 et 3 grammes en capsules.

**Carbure de calcium.** — Désinfectant hémostatique et calmant, conseillé par Guinard dans le cancer de l'utérus. Mettre un fragment de carbure dans le col et maintenir par un tampon de gaze.

**Cérium.** (Oxalate de). — Poudre grisâtre insoluble. S'emploie à la dose de 2 cgr. 1/2, deux ou trois fois par jour contre les vomissements de la grossesse, du tabes, etc.

**Chanvre indien** ou Haschisch — *Cannabis indica*, Ulmacée d'Orient. On en extrait le cannabinone et la cannabine. Agit par la résine de Smith. Les extraits alcoolique, hydroalcoolique et gras se prescrivent à la dose moyenne de 0 gr. 05. Antispasmodique, conseillé surtout dans les migraines, l'agitation nerveuse, le tabes, etc. Certaines dyspepsies douloureuses, en tant qu'hypnotique. On l'associe à d'autres médicaments, comme dans le bromidia. Seul il est surtout sédatif du système nerveux et de l'estomac. Voir formule, p. 171.

**Chloralamide.** — Chloral formamide. Cristaux solubles dans l'eau 1 p. 25 ; dans l'alcool, 1 1/2. Succédané du chloral sans l'action toxique sur le cœur et le rein. 2 grammes à la fois au coucher, en potion ou en poudre. Ni le chloralamide ni le suivant ne sont très supérieurs au chloral.

Le chloralamide, produit de déshydratation par la chaleur, s'emploie à la dose de 1 à 3 grammes en cachets. Insoluble dans l'eau.

**Chloralose.** — Anhydroglucochloral. Fines aiguilles solubles surtout dans l'eau chaude et l'alcool. Il est bon de tâter la susceptibilité des malades et Marie ne donne que 0 gr. 10 à titre de premier essai au lieu de la dose moyenne de 0 gr. 25, pour renouveler s'il y a lieu. On peut observer du délire, des tremblements, etc.

**Chlorure de calcium.** — Sel cristallin. Bon hémostatique interne à la dose de 1 à 4 grammes dans les hémorragies du tube digestif, de l'utérus, les hémoptysies. Netter l'emploie dans les œdèmes, l'urticaire. Il est recommandé pour prévenir les accidents sériques, dans la diphtérie, etc. Iscovesco l'a même employé chez les brightiques. Nous le prescrivons comme hémostatique et avec les injections de sérum. Voir formules, p. 171.

**Chlorure d'éthyle.** — Acide sulfurique, sel marin et alcool. Il faut éviter de s'en servir à proximité de la lumière, diriger le jet à 20 centimètres environ de la région qu'on veut anesthésier. Glycériner. L'anestile et le coryl sont des mélanges de chlorure de méthyle et d'éthyle opérés en vue d'obtenir un produit moins dangereux.

**Chlorure de méthyle.** — Obtenu en traitant le chlorhydrate de méthylamine des betteraves. Bon anesthésique local. Antinévralgique efficace. Stypage.

**Cinnamate de soude.** — Hétol. Conseillé contre la tuberculose pulmonaire par dose de 1/2 milligramme au début, qu'on augmente jusqu'à la dose limite de 25 milligrammes. Injections tous les deux ou trois jours. Solutions de 1 à 5 p. 100.

**Citrate de soude.** — Cristaux blancs solubles dans l'eau. Purgatif à la dose de 30 à 40 grammes. Conseillé contre les vomissements des nourrissons par cuillerée à soupe d'une solution à 1 p. 100. Recommandable.

**Citrophène.** — Combinaison de paraphénétidine avec l'acide citrique. Poudre blanche soluble dans 40 parties d'eau froide, 1 à 4 grammes. En cachets par doses de 0 gr. 50 comme analgésique. Conseillé aussi dans la fièvre typhoïde et la fièvre des tuberculeux. Beaucoup plus soluble que la phénacétine, il a sur cette dernière l'avantage de pouvoir être prescrit en solution ou dans une limonade citrique. L'apolypsine ou citrate monobasique de paraphénétidine a les mêmes indications et mode d'emploi. Le citrophène peut être prescrit contre la fièvre et l'insomnie des enfants à la dose de 0 gr. 10 par année d'âge.

**Collargol.** — Argent colloïdal (Voir p. 75). Découvert par Credé, conseillé par Netter, le collargol s'emploie en pommades à 15 p. 100 et en injections intraveineuses ; 0 gr. 03 à 0 gr. 05 en solution à 1 p. 100. Capitan utilise une solution à 2 p. 100 qu'il injecte à la dose de 3 ou 4 centimètres cubes. Il provoque, pour une durée de 24 heures environ, une hyperleucocytose favorable dans les états infectieux. Quelques auteurs recommandent des doses plus fortes. En vérité, on paraît préférer au collargol, qui a une activité certaine, l'électrargol. Le collargol est à recommander à la dose de 0 gr. 25 par litre pour les lavages d'abcès du sein.

**Cotarnine.** — On emploie le chlorhydrate ou stypticine. Hémostatique et antidysménorrhéique puissant. 0 gr. 05, trois à quatre fois par jour. Dans les métrorragies, injections intramusculaires, 1 à 2 centimètres cubes de la solution à 10 p. 100. L'employer avec prudence, dans les hémoptysies tuberculeuses en particulier.

**Créosotal.** — Carbonate de créosote. Le créosal est du tannate de créosote, poudre soluble qui se prescrit en cachets avec une poudre inerte et en sirop. Le créosotal est un liquide visqueux, sans odeur, insoluble dans l'eau. Il se dédouble lentement dans l'intestin, ce qui permet d'employer des doses élevées de 10 grammes et plus. On l'emploie dans du vin, de l'eau de vie ou de l'huile de morue.

**Cryogénine.** — Métabenzamido-semicarbazide. Poudre blanche cristalline peu soluble dans l'eau, non toxique, sans action sur les sujets sains. Elle est nettement antifébrile, analgésique et non hypnotique. On la prescrit à des doses allant de 0 gr. 20 à 1 gramme. Dès que la chute de la température est obtenue, on maintient le résultat à l'aide de doses très faibles. En médecine infantile, on peut l'employer dans un peu de sirop ou d'eau sucrée. Voir formules, p. 171.

**Cuscutine.** — Extrait hydroalcoolique éthéré de la cuscute du lin.

**Dermatol.** — Gallate basique de bismuth. Poudre jaune. Insoluble. S'emploie depuis longtemps dans les maladies de la peau, ecthyma, etc. On le prescrit à l'intérieur, depuis peu, comme antidiarrhéique, à la dose de 0 gr. 30 à 1 gramme. N'est pas toxique et son emploi ne détermine pas de constipation réactionnelle. Le prescrire en paquets ou dans un julep. Nous le préférons au bismuth dans les diarrhées du second âge et même à partir de 2 ans. Voir formules, p. 171.

**Digitaline.** — Médicament devenu rapidement classique. Voir *Vade-Mecum* du même auteur. Préférer la digitaline de marque : Labélonye, Dausse, etc.

**Dionine.** — Chlorhydrate d'éthyl-morphine. Poudre blanche cristalline, soluble dans l'eau et l'alcool. Darier la recommande pour les maladies des yeux ; elle provoque une petite cuisson qui ne dure pas. Collyres à 0 gr. 05 p. 10.

Bloch l'emploie en suppositoires à 0 gr. 04 pour les petites opérations de gynécologie.

Son action est bien nette pour combattre la toux et en particulier la toux des phtisiques. Dans les bronchites, l'asthme, etc., elle peut être plus active que la codéine. On l'utilise dans le traitement de la morphinomanie. Doses de 0 gr. 015 à 0 gr. 0[illegible]. Chez l'enfant 1 à 2 milligrammes par année d'âge. Avec modes d'emploi les plus variés. Bon médicament, en résumé, surtout de la dyspnée d'origine pulmonaire. Voir formules, p. 171.

**Diurétine.** — Salicylate de soude et de théobromine. Poudre blanche. S'emploie à la dose de 1 gramme répétée plusieurs fois en cachets, paquets ou potion aromatisée. Huchard préférait la théobromine pure. Elle contient en effet de l'acide salicylique dont l'action sur le rein devient, dans certains cas, une cause de contre-indication. Enfants, 0 gr. 10 par année d'âge.

**Dormiol.** — Amylène-chloral. Liquide huileux, peu soluble dans l'eau, soluble dans l'alcool et les huiles. S'emploie à la dose de 0 gr. 50 à 1 gramme et 1 gr. 50, en capsules à 0 gr. 20 ou en potion avec un mucilage de gomme arabique. On le vend en solution à parties égales. Hypnotique de l'adulte. Nous ne l'employons pas chez l'enfant.

**Dyspeptine.** — Suc gastrique extrait de l'estomac

du porc vivant. S'emploie aux repas par cuillerées à soupe. Une ou deux dans de la bière. Par cuillerées à café pour les enfants. Dyspepsies, hyposécrétion. Troubles gastriques de l'enfance et de la tuberculose.

**Electrargol.** — Voir spécialités.

**Energétènes.** — Liquides contenant tous les principes actifs des plantes fraîches. 1 gramme ou 36 gouttes correspondant à 1 gramme de plante fraîche.

**Enesol.** — Salicylarsinate de mercure. Sel blanc, soluble dans l'eau. 0 gr. 04 par centimètre cube. Non douloureux en injections. Doses, 0 gr. 02 à 0 gr. 05.

**Ergotinine.** — Voir le *Vade-Mecum* de l'auteur.

**Erythrol.** — Iodure double de bismuth et de cinchonidine. Poudre rougeâtre, insoluble. Conseillée par Robin contre les dyspepsies avec fermentation butyrique. A la fin des repas, à la dose de 0 gr. 01 à 0 gr. 05, avec 0 gr. 20 de magnésie hydratée. Peut se prescrire en médecine infantile.

**Esérine.** — Physostigmine. Alcaloïde extrait de la fève de Calabar. Lamelles peu solubles. On utilise surtout le sulfate conseillé contre certaines affections nerveuses à la dose de 4 milligrammes. Le sulfate d'ésérine est recommandable en oculistique. En collyre à 0 gr. 02 p. 5 grammes d'eau. Il agit sur la pupille, comme antagoniste de l'atropine. Il est indiqué en particulier dans l'ulcère de la cornée.

**Euphorine.** — Phényluréthane. Poudre blanche cristalline, peu soluble dans l'eau, soluble dans l'alcool. S'emploie à la dose de 1 à 2 grammes par jour contre la fièvre et le rhumatisme. Enfants, 0 gr. 05 par année d'âge.

**Euquinine.** — Ether éthylcarbonique de la quinine. Fines aiguilles blanches, peu solubles dans l'eau, solubles dans l'alcool. S'emploie en médecine infantile à la dose de 0 gr. 10 par année d'âge, d'un centigramme par mois au-dessous d'un an. Il faut la prescrire mélangée au sucre, au lait et autres liquides au moment de l'emploi. En la donnant en potion, on développerait son amertume comme pour l'aristochine. L'euquinine mérite d'être largement utilisée en pédiatrie et en particulier dans la coqueluche et même comme tonique. Voir formules, p. 172.

**Europhène.** — Iodure d'isobutylorthocrésol. Poudre jaune, insoluble dans l'eau, soluble dans l'alcool et les huiles. Dégage lentement de l'iode au contact de l'air, surtout en présence d'un alcali. Agit surtout sur les plaies à la manières de l'aristol ou de l'iodoforme. On l'emploie en poudre associé avec parties égales d'acide borique ou en pommade avec huile d'olive ou vasogène. Ne pas le mélanger à l'amidon.

**Exalgine.** — Méthylacétanilide. Aiguilles blanches solubles surtout dans l'eau chaude ou légèrement alcoolisée. S'emploie comme analgésique à la dose de 0 gr. 10 à 0 gr. 25 répétée plusieurs fois. Ce médicament est utile, associé à d'autres analgésiques de préférence. Certaines personnes sont très sensibles à son action : il est donc prudent de fractionner les doses et de ne pas l'employer chez les enfants.

**Ferments lactiques.** — Cultures de bacilles qu'on emploie pures ou en comprimés: fermentations intestinales, etc. Voir LACTOBACILLINE, etc.,

**Ferments métalliques.** — Voir aux noms des métaux. Méteuzymes. Oxydes métalliques en solution colloïdale, agissant dans les états infectieux surtout en provoquant les réactions de défense de l'organisme. Ils devraient être employés sans additions d'aucunes sortes. On utilise les solutions d'argent, de platine, d'or, de palladium et, récemment, de mercure. Ils se préparent par le procédé chimique ou par le procédé électrique (voir pages 70, 73, etc).

**Ferrovose.** — Préparation albuminoïde de fer.

**Fibrolysine.** — Voir page 15.

**Fluoroforme.** — Gazeux à la température ordinaire, le fluoroforme s'emploie en solution saturée dans l'eau à 2,8 p. 100. Au-dessous de 2 ans, on prescrit une goutte par quinte en augmentant peu à peu. Dans le second âge, 10 grammes par jour. Adultes, 10 à 30 grammes. Nous n'avons pas retiré personnellement, dans les cas de coqueluche où nous l'avons prescrit, les résultats attendus de ce médicament trop cher pour être d'un emploi prolongé.

**Fluorures.** — 1° D'ammonium. Cristaux solubles dans l'eau. D'après Baudoin, ne serait pas irritant comme les autres antiseptiques conseillés contre les fermentations intestinales. Se prescrit en solution à 1 p. 300 par cuillerées après les repas. 2° D'argent. Poudre brunâtre noircissant à l'air. Antiseptique puissant. Le tachiol s'emploie en chirurgie en solution de 1 à 5 p. 1000, comme désinfectant des crachats tuberculeux parce qu'il ne coagule pas l'albumine, contre les cystites et quelques affections oculaires.

**Formaldéhyde.** — Formol, formaline. Voir les médicaments classiques dans le *Vade-Mecum* du même auteur.

**Formiates.** — Conseillés par Clément de Lyon, comme toniques. Le formiate de soude soluble s'emploie à la dose de 2 à 3 grammes environ. Résultats surfaits en général.

**Gaïacol.** — Voir *Vade-Mecum* du même auteur.

**Gelsémine.** — La gelsémine est l'alcaloïde du *Gelsemium sempervirens*, Loganiacée des Etats-Unis. C'est une poudre cristalline extraite de la racine de la plante. Peu soluble dans l'eau, soluble dans l'alcool. Mydriatique et antinévralgique comme la plante. On commence par des doses d'un milligramme. Nous préférons la teinture de Gelsemium qui est active.

**Géosote.** — Valérianate de gaïacol. X à XX gouttes d'une solution à 20 p. 100 ou en émulsion gommeuse à 1 p. 100 par cuillerée à café. 2 centigrammes par année d'âge.

**Glycérophosphates.** — Voir *Vade Mecum* du même auteur. Les gaïacols et les glycéros sont devenus classiques.

**Goménol.** — Huile essentielle du *Melaleuca viridiflora*, Myrtacée. D'odeur agréable, il n'est pas toxique ni irritant. Ses indications en clientèle sont donc fréquentes. Nous avons obtenu des résultats excellents dans certaines cystites par des instillations d'huile goménolée au xéroforme. On peut employer des doses variant de 1 à 20 p. 100 et plus.

**Grindelia robusta.** — Synanthérée du Mexique. S'emploie en teinture, à la dose de XV à XX gouttes ou sous la forme d'extrait fluide, 0 gr. 60 à 1 gramme en répétant plusieurs fois. L'extrait alcoolique, 0 gr. 10 trois fois par jour. De sirop, 2 à 4 cuillerées à café, à dessert, à soupe, suivant l'âge. Antiasthmatique et expectorant. Utile dans la coqueluche ; en médecine infantile, l'extrait fluide se prescrit à la dose de 0 gr. 10 par année d'âge et la teinture aux doses de X gouttes par année d'âge. Voir formules, spécialités.

**Guaco.** — Synanthérée de l'Amérique du sud, le *Mikania Guaco*. Conseillé abusivement pour des affections fort différentes ; on peut l'essayer dans le traitement du prurit et de l'eczéma. Décoction à 3 p. 100 et pilules de 0 gr. 10, 4 par jour, ou enfin, teinture au huitième, 2 à 4 grammes.

**Gui.** — Employé déjà par Hippocrate, le gui, par ses glucosides, a une action hypotensive récemment mise en lumière par Gauthier. La poudre, d'un vert clair, s'emploie à la dose de 1 gramme en cachets ou en pilules à 0 gr. 10 associée au tanin. L'extrait de *Viscum album* se prescrit par pilules de 0 gr. 02, 6 à 8 par jour. L'action du gui est surtout marquée dans les hémoptysies tuberculeuses. Dans les cas urgents, et dans l'angine de poitrine, on injecte les glucosides à la dose de 0 gr. 10 par centimètre cube. Chez les enfants, sirop à 0 gr. 01 pour 10, par cuillerée à dessert, 5 à 8. Voir formules, p. 172.

**Hamamelis virginica.** — Saxifragacée d'Amérique, appelée aussi fleur d'hiver. Fruit ressemblant à une noisette. S'emploie en décoction à 60 p. 1000 à la dose d'un verre, en teinture à la dose de 2 à 4 grammes. En pommade, au dixième avec la teinture. Il faut préférer l'extrait fluide, tout alcool nuisant à l'action de l'hamamelis, et ne pas craindre de prescrire des doses élevées. Ainsi employé, si le produit est authentique, son action comme hémostatique et contre les hémorroïdes en particulier ne peut être mise en doute. Les échecs proviennent de l'hamamelis délivré et de la façon de l'ordonner. Le principe actif, l'hamaméline, se prescrit à la dose de 0 gr. 06 en moyenne.

**Hectargyre.** — Dérivé arsenical et mercuriel benzo-sulfoné. On l'injecte 1 centimètre cube tous les deux jours, trois fois de suite, puis tous les jours. Voir spécialités.

**Hectine.** — Dérivé arsenical benzosulfoné. Substance cristallisée, soluble dans l'eau. Même mode d'emploi que l'hectargyre. Voir spécialités.

**Hédonal.** — Méthylpropylcarbinoluréthane. Cristaux un peu solubles dans l'eau chaude, à saveur légèrement mentholée. S'emploie comme succédané du chloral, hypnotique, de 1 à 2 grammes après la digestion du soir. Sommeil de 5 à 8 heures de durée. Prescrit chez l'enfant, à la dose de 0 gr. 10. On l'a aussi préconisé contre la chorée.

**Hélénine.** — Poudre cristalline extraite de la racine d'aunée, *Inula helenium*, Synanthérée. Peu soluble dans l'eau et l'alcool, plus soluble dans l'huile. Cinq à six pilules d'un centigramme, solution au vingtième dans l'alcool en badigeonnage. Contre la leucorrhée ; conseillée aussi dans la coqueluche. 0 gr. 01 par année d'âge.

**Helmitol.** — Combinaison de l'héxaméthylène tétramine avec l'acide anhydrométhylène citrique. Poudre blanche, cristalline, soluble dans l'eau 7 p. 100. Dégage en se décomposant de la formaldéhyde. 1 à 4 grammes par jour, par doses de 0 gr. 50 à 1 gramme.

Vraiment utile contre la douleur, le tenesme et les phénomènes inflammatoires de la vessie et de l'urètre. Les résultats obtenus sont satisfaisants. Il n'y a pas lieu de prolonger l'emploi de l'helmitol après cessation de la douleur ; en plus d'une action antiseptique commune, a sur l'urotropine l'avantage d'être un calmant efficace. En médecine infantile, 0 gr. 20 par année d'âge, en paquet ou cachet. Voir formules, p. 172.

**Hémoplase.** — Liquide rouge foncé contenant tous les éléments du sang et des globules en particulier (Lumière). Non toxique. S'injecte à la dose de 10 centimètres cubes deux fois par semaine, ou se prescrit en dragées de 0 gr. 30, 6 à 10 par jour.

Pour Lumière et Chevrotier, les extraits protoplasmiques agissent comme toniques, stimulants et antitoxiques ; il y aurait lieu de préparer l'hémoplase avec des animaux immunisés et de faire des expériences comparatives. L'hémoplase paraît être un bon ferrugineux.

**Hermophényl.** — Phénol disulfonate de mercure et de sodium. Poudre amorphe blanche, soluble dans l'eau. Antisyphilitique en injections sous-cutanées à 2 à 4 p. 100 ; 0 gr. 04 tous les trois jours. Usage externe, solution à 1 p. 100 pour les pansements à 1 p. 30 pour le traitement des ophtalmies (Bérard).

**Héroïne.** — Ether diacétique de la morphine. Poudre blanche peu soluble dans l'eau, très soluble dans l'alcool. Ralentit les mouvements respiratoires. Son action est rapide. Ne constipe pas. A conseiller contre la toux, 0 gr. 005 deux fois par jour et en médecine infantile par milligramme. L'héroïne réussit bien dans l'adénopathie trachéo-bronchite, l'asthme, l'emphysème. Dans la tuberculose, à la période ultime, n'injecter que des doses d'un à 4 milligrammes (cette dernière en deux fois).

L'héroïnomanie est au moins aussi grave que la morphinomanie. Voir formules, p. 172.

**Histogénol.** — Mélange de 5 parties de méthylarsinate de soude avec 20 parties d'acide nucléinique de la laitance de hareng. Voir spécialités.

**Hopogan.** — Peroxyde de magnésium. Poudre blanche, insoluble dans l'eau et dans l'alcool. Antiseptique de l'appareil digestif, fermentations de l'estomac, diarrhées (Huchard, Robin, Labadie, Lagrave).

Agit aussi par son oxygène dans le diabète, la chlorose, la fièvre typhoïde (hémostatique), 0 gr. 50 à 1 gramme en pilules à 0 gr. 15, cachets ou pastilles comprimés, à 0 gr. 25, 20 minutes avant les repas. Pour l'intestin, prescrire des pilules kératinisées.

**Hydrastis canadensis.** — Hydrastine. Hydrastinine. On emploie le rhizome de l'*hydrastis canadensis*, Renonculée d'Amérique. Conseillée comme hémostatique et dans le cas d'hémorragies utérines; n'agit pas sur les fibres musculaires de l'utérus, comme l'ergot. Tonique. La teinture se prescrit à la dose de XX gouttes, l'extrait fluide à la dose d'une petite cuillerée à café, l'extrait sec en pilules, 2 à 5 de 0 gr. 10. L'hydrastine, alcaloïde, se présente sous la forme de cristaux insolubles dans l'eau, solubles dans l'alcool. A la dose de 0 gr. 05 à 0 gr. 30, agit comme la plante. Chez l'enfant, 0 gr. 01 par année d'âge.

L'hydrastinine est obtenue par oxydation de l'hydrastine. C'est une poudre blanche, peu soluble dans l'eau, soluble dans l'alcool. Hémostatique actif de l'utérus, elle serait aussi conseillée contre les sueurs des phtisiques.

**Hyoscyamine.** — Alcaloïde des semences de jusquiame. *Hyoscyamus niger*, Solanacées. Poudre cristalline, très peu soluble dans l'eau, soluble dans l'alcool. Mydriatique et utilisée par Magnan contre l'agitation dans la manie aiguë. Doses en injections. Commencer par un quart ou par un demi-milligramme. La dose indiquée dans les formulaires est trop forte. On peut ensuite augmenter peu à peu. Collyre à 0 gr. 03 p. 10. L'*hyoscine* est un alcaloïde voisin de l'hyoscyamine et à peu près identique à l'alcaloïde de la *scopolia atropoides* ou scopolamine. Ces produits ne doivent s'employer que par dixièmes de milligramme, indications de l'hyoscyamine.

**Hypnone.** — Acétophénone. Liquide volatil. Insoluble dans l'eau. Soluble dans l'alcool et dans 60 parties de glycérine. Contre-indiquée pour les affections cardiaques. N'agit que sur le sommeil. Dose moyenne, IV à X gouttes (0 gr. 20) dans une infusion ou en capsules dosées à II ou IV gouttes. L'huile d'amandes douces corrigerait la forte odeur d'amandes amères de l'hypnone.

**Ibogaïne.** — Alcaloïde de l'*Iboga Tubernanthe.* Le chlorhydrate est soluble dans l'eau. Tonique, excitant de la moelle dans le genre des coca et kola. Elle agit sur le système nerveux, le cœur et la nutrition et par suite dans les états dépressifs. 0 gr. 02 à 0 gr. 03 en pilules.

**Ichthyol.** — Produit de la distillation d'une roche du Tyrol, s'émulsionne avec l'eau, soluble dans un mélange d'alcool et d'éther. Antiseptique et cicatrisant. Utile aussi contre l'eczéma séborrhéique, les engelures, etc.

Doses 2 à 5 p. 100, vaseline à 1 p. 50. Décongestionnant de l'utérus. Conseillé contre les ulcérations du col. Glycérine à 5 p. 100. Ovules à 0 gr. 50. L'isarol est de l'ichthyol traité par l'acide sulfurique. Le *thigénol* est de l'huile soufrée synthétique, 10 p. 100 de soufre. Liquide soluble dans l'eau et l'alcool. Pommade au cinquième, dixième. Solutions pour gynécologie. Le *thiol* est préparé avec l'huile de gaz et le soufre. C'est une pâte molle, soluble dans l'eau. S'emploie en pommades à 1 p. 30.

**Intraits.** — Extraits complets, titrés physiologiquement, de plantes fraîches stabilisées par le procédé *Perrot-Goris* ; dans ces intraits, les alcaloïdes ou les glucosides sont encore combinés aux tannins, comme dans le végétal vivant où ils forment ces tanoïdes ou *complexes*, qui sont décomposés par les ferments, la chaleur, etc.

Aussi, les intraits sont entièrement préparés à froid, après la stabilisation par la vapeur d'alcool de la plante fraîche : l'intrait, ainsi obtenu, est une poudre, *soluble dans l'eau*, d'activité constante et régulière. Les doses d'intrait de digitale sont les suivantes : *asystolique*, 0 gr. 15 ; *sédative*, 0 gr. 03 à 0 gr. 04 ; *cardiotonique*, 0 gr. 01.

**Iodalose.** — Combinaison organique, peptone iodée, mettant en liberté de l'iode lentement et en petite quantité. XX à XC gouttes par jour. Chez les enfants, une à deux cuillerées à café d'une solution à 10 p. 100. Comby a injecté une seringue de Pravaz de la solution à 25 p. 100.

**Iodates.** — Employés dans le même but que le précédent. **Iodates d'argent et iodates de mercure,** 0 gr. 005 à 0 gr. 01. **Iodate de lithium,** 0 gr. 10. **Iodate de codéine,** 0 gr. 04. **Iodocatéchine.** Voir ce mot. **Iodo-maïsine,** poudre gris jaunâtre soluble. Bien tolérée et recommandable dans le goître et l'arthritisme. Troubles vasculaires, 0 gr. 01 = V gouttes. XV à XXX gouttes. **Iodate de soude.** Poudre blanche soluble dans l'eau. Doses, 0 gr. 05 pour 1 centimètre cube en injection légèrement stovaïnée, 0 gr. 50 à 1 gramme (méningite?)

**Iodipine.** — Combinaison d'iode avec l'huile de sésame, 10 à 25 p. 100 d'iode. Liquide brunâtre, conseillé contre la syphilis, l'asthme, l'angine de poitrine. Injections par centimètres cubes jusqu'à 10 ou 15. Solution 10 p. 100. Par la bouche, par cuillerée à café ou à soupe.

**Iodol.** — Tétraiodopyrrhol. Poudre brune insoluble dans l'eau, soluble dans l'alcool, les huiles grasses. Antiseptique non toxique. S'emploie en poudre, en pommade au dixième, pour les blépharites, conjonctivites, l'echtyma, etc. A l'intérieur, 0 gr. 10 par jour.

**Iodure d'amyle.** — Ether amyliodhydrique. Liquide incolore, accélère le cœur, conseillé contre les syncopes, hémoptysies, l'artériosclérose en inhalations.

**Iodure de codéine.** — Iodéine. Aiguilles jaune paille. Solubles dans l'eau et l'alcool surtout chauds. Conseillé dans l'asthme, la dyspnée et à 0 gr. 08 en moyenne, en pilules ou sirop, dose 0 gr. 04 par cuillerée.

**Képhir.** — Médicament devenu vite classique, emprunté à la Russie. Les graines de képhir jaune, composées de cellules de levure et de bacilles, sont trempées pendant deux ou trois heures dans de l'eau tiède et la surface du liquide riche en grains devenus blancs en gonflant est mélangée à du lait dans la proportion d'un cinquième ou d'un sixième environ. On obtient au bout d'un jour le képhir faible, de deux jours le képhir moyen et de trois jours le képhir fort. Ce dernier est plus riche en alcool, il constipe ; le plus faible ou n° 1 convient, au contraire, aux constipés. Demi-verre deux à trois fois par jour.

**Kola.** — Médicament classique (Cola).

**Koumys.** — Lait de jument traité dans des outres contenant un ferment analogue au képhir (Asie). On emploie en France de la levure et du lait d'ânesse.

**Lactagol.** — Extrait sec des semences du cotonnier. Poudre fine, jaunâtre, insoluble dans l'eau. A la dose de trois à quatre cuillerées à café dans du lait, augmenterait la quantité et la qualité du lait. Produit inoffensif.

**Lactobacilline.** — Ferment préparé d'après les données de Metchnikoff, mélange de deux variétés orientale et européenne, s'emploie en liquide, poudre et comprimés.

**Lactophénine.** — Lactylphénétidine. Cristaux incolores solubles dans 500 parties d'eau faiblement alcoolisée. S'emploie en cachets de 0 gr. 50 à 1 gramme. Deux à trois par jour. En général mieux supportée, sans sueurs ni accidents, que l'antipyrine. Conseillée dans la fièvre typhoïde, l'érysipèle, les névralgies, le délirium tremens. Les faibles doses sont analgésiques, les doses plus fortes, hypnotiques.

**Lactose.** — Sucre de lait. A la dose de 50 grammes par litre d'eau agit comme diurétique. Excellent surtout pour les affections cardiaques. Sans lésions rénales graves. On peut aromatiser avec de la menthe et associer à la magnésie. Bon produit permettant d'agir surtout dans la cure de réduction des liquides.

**Laurénol.** — Solution de sulfate de cuivre, zinc, etc. Bon antiseptique.

**Lécithine.** — Distéaoroglycérophosphate de triméthylhydroxyléthylène d'ammonium. Retirée du jaune d'œuf pour l'usage thérapeutique. Tonique conseillé dans l'asthénie nerveuse, l'anémie, la tuberculose. 0 gr. 10 à 0 gr. 50 de la poudre jaune, qui est soluble dans l'alcool. S'emploie en pilules, cachets, granulés et injections hypodermiques. 0 gr. 10 en moyenne.

**Levures.** — La levurine, ou les préparations sèches, passent pour être aussi actives que la levure fraîche et nous donnons dans le *Vade-Mecum* un procédé de contrôle qui le confirme. On peut donc les employer de confiance si la levure fraîche fait défaut ou est mal acceptée par le malade. Sous cette réserve, nous préférerons la levure fraîche pendant quelques jours ; alterner avec le produit sec. Les furoncles et anthrax des diabétiques sont nettement améliorés par ce traitement bien fait.

**Lipiodol.** — Huile iodée à 40 p. 100.

**Lithine.** — Les sels de lithine sont des médicaments connus. Leurs indications et leurs doses se ressemblent beaucoup. Le mieux est de conseiller aux malades chroniques, qui sont justiciables de ce traitement, de s'en tenir à un ou deux sels s'ils sont bien tolérés et à ne changer qu'au cas contraire.

**Lobelia et Lobéline.** — Plante et alcaloïde de cette Campanulacée. La lobéline est un liquide sirupeux jaunâtre, soluble dans l'eau et l'alcool. Prescrit contre la coqueluche, l'asthme, etc. La teinture, à la dose de 1 à 4 grammes, la lobéline de 2 à 15 milligrammes en élevant progressivement la dose. Ne pas dépasser 4 ou 5 milligrammes chez les enfants.

**Lusoforme.** — Combinaison de formol et de savon. Liquide jaune clair, non toxique et non caustique. Soluble dans l'eau et l'alcool. La solution à 1 p. 100 suffit pour les lavages chirurgicaux. On utilise une solution à 2 et 3 p. 100 pour la désinfection du linge, des instruments, des mains, pour les hyperhydroses, etc.

**Lycétol.** — Combinaison de pipérazine méthylée avec l'acide tartrique. Associé au carbonate de lithine, au benzoate de soude, il constitue un dissolvant de premier ordre de l'acide urique ; il est diurétique, surtout pris avec l'eau de Vitel ou de Contrexéville. On peut prescrire 2 à 5 doses de 0 gr. 25 par jour. Voir formules, p. 172.

**Lysol.** — Crésylol et carbure d'hydrogène. Antiseptique préparé avec l'huile de goudron de houille, de résines, etc. Substance de consistance molle, soluble dans l'eau. Solution à 2 p. 100. Dans les cystites 4 p. 100.

**Mésotane.** — Ericine. Ether méthoxyméthylique de l'acide salicylique. Liquide un peu jaune, peu soluble dans l'eau, miscible à l'alcool, au chloroforme, huiles fixes. Odeur moins forte que celle du salicylate de méthyle. En pratique, c'est le plus souvent de l'ulmarène qui est délivré dans un liniment composé.

**Métaux colloïdaux.** — Voir au nom de chaque métal. Les solutions sont préparées par voie chimique et par voie électrique, qui paraît préférable. On a essayé de traiter plusieurs métaux en faisant jaillir entre deux électrodes du métal un arc voltaïque dans l'eau. On emploie surtout les solutions colloïdales d'argent, d'or, de platine, de mercure, de palladium, en général à 0 gr. 25 par litre.

**Métavanadate de soude.** — Cristaux blancs solubles dans l'eau. Stimulant général. Agit en activant les combustions et par suite en provoquant l'appétit. On le prescrit deux ou trois jours par semaine en granules de 1 milligramme ou en potion. 1 à 5 milligrammes par jour.

**Méthylarsinate de soude.** — Voir p. 29.

**Musculosine.** — Jus de viande (voir spécialités).

**Naphtols.** — Médicaments classiques. Voir le *Vade Mecum*.

**Narcyl.** — Chlorhydrate d'éthylnarcéine. Aiguilles solubles dans 120 parties d'eau, solubles dans l'alcool. Son action est surtout analgésique. Et c'est surtout contre la toux qu'il faut l'employer à la dose de 2 centigrammes en injections hypodermiques et de 0 gr. 05 environ en sirop ou pilules.

**Nirvanine.** — Dérivé de l'orthoforme. Chlorhydrate de diéthylglycocol-paraamido-ortho-oxybenzol méthyléthane. Poudre cristalline blanche, soluble dans l'eau et l'alcool. Effet lent (après dix minutes), mais plus durable et moins toxique que celui de la cocaïne. Injections hypodermiques des solutions à 2 ou 4 p. 100, solutions parfaitement stables, s'employant en petite chirurgie et dans l'art dentaire, dans les cas où la cocaïne est contre-indiquée.

**Nitrites.** — Nitrite d'amyle. Ether amyl nitreux. Liquide jaunâtre. Actif contre la syncope, les céphalées pâles, l'angine de poitrine, à la dose de L à C gouttes dans la pneumonie (Hayem), l'hémoptysie, certains empoisonnements (chloroforme, cocaïne, etc.). Doit être manié avec prudence et interdit aux congestifs. V en V gouttes en ampoules. — *Nitrite de soude et de potasse.* L'un et l'autre hypotenseurs qu'il faut employer à toutes petites doses de 0 gr. 10 à 0 gr. 20. Le nitrite de soude est une poudre cristalline, soluble dans l'alcool et l'eau, que le Dr Raymond conseillait dans le tabes.

**Novocaïne.** — De la même famille que l'alypine et la stovaïne. Monochlorhydrate de paraamidobenzoyldiéthylaminoéthanol. Aiguilles fines, solubles dans l'eau et l'alcool. L'ébullition ne la décompose pas.

**Orexine.** — Phényldihydroquinazoline. Le chlorhydrate, poudre cristalline, jaunâtre, un peu soluble, employé comme apéritif à la dose de 0 gr. 10 à 0 gr. 50, peut donner lieu à quelques accidents (vomissements, etc.). On lui préfère le tannate d'orexine, chez les enfants, à la dose de 0 gr. 05 à 0 gr. 10.

**Orthoforme.** — Ether méthylique de l'acide para-amido-méta-oxybenzoïque. Poudre cristalline blanche, peu soluble dans l'eau. Agit comme anesthésique local sur les plaies dénudées, brûlures, fissures, crevasses du sein, dans le prurit, etc. A l'intérieur, est employé contre les douleurs de l'ulcère, du cancer, de la déglutition, dans la tuberculose, 0 gr. 50 à 1 gramme. Son emploi dans les abcès du sein nous paraît très recommandable.

**Oxycamphre.** — Oxafore. Poudre blanche soluble dans l'eau froide à 2 p. 100. Plus soluble dans l'eau chaude et l'alcool. Se prescrit à la dose de 0 gr. 50, trois ou quatre fois par jour dans plusieurs formes de dyspnée. Ce médicament agit surtout en effet sur les centres respiratoires.

**Oxycyanure de mercure.** — Peu soluble, ou plus soluble, il contient du cyanure de potassium. Ce produit ne paraît pas très stable. On lui préfère le cyanure de mercure. Dans l'urétrite chronique, malgré les critiques dont il est l'objet, nous l'employons avec une entière satisfaction, en solution faible et de préparation récente.

**Pantopon.** — Contient tous les chlorhydrates des alcaloïdes de l'opium (morphine, codéine, narcéine, etc.). Les injections de pantopon à 2 p. 100 ont été conseillées. Doses : adultes, 0 gr. 02 à 0 gr. 06.

Enfants, 0 gr. 005 à 0 gr. 01. Voici quelques rapports d'action : avec la morphine, 1 : 0,05. Avec l'extrait thébaïque, 1 : 2,5. Avec la poudre thébaïque, 1 : 5. Théoriquement, le pantopon mérite d'être étudié de plus en plus et en pratique les résultats obtenus sont déjà fort satisfaisants pour l'usage externe et la voie digestive. Voir p. 116.

**Paraldéhyde.** — Liquide incolore, soluble dans huit fois son poids d'eau, soluble dans l'alcool. Hypnotique anémiant les centres nerveux. Conseillé contre le tétanos, comme antagoniste de la strychnine. Dose 2 à 4 grammes en deux fois dans une potion ou en capsules à 0 gr. 25.

**Pegnine.** — Mélange de présure pure et de lactose. Poudre blanche, utile pour la digestion du lait dans l'alimentation artificielle et même naturelle du nourrisson. Le lait, mélangé de 2 à 4 grammes de pegnine par litre, finement divisé, devient très facile à digérer. On peut varier ainsi les préparations lactées des malades en les rendant plus digestibles et Bardet conseille même la pegnine dans certaines dyspepsies. Il faut n'ajouter la pegnine que quelques minutes avant l'emploi.

**Pelletiérine.** — Consistance huileuse, produit soluble. Bon tænicide à la dose de 0 gr. 10 pour l'enfant ; de 0 gr. 30 pour l'adulte. Ajouter 0 gr. 25 ou 0 gr. 50 de tanin. Eau de vie allemande ou huile de ricin deux heures après.

**Perborate de soude.** — Poudre blanche dégageant 8 litres d'oxygène pour 100. Solubilité 25 p. 1000, un peu plus grande avec l'eau chaude, donnant deux volumes d'oxygène. S'emploie aussi en poudre sur les plaies et ulcères.

**Peroxydes.** — Mettant de l'oxygène en liberté au contact des matières albuminoïdes. (Voir Peroxyde de magnésium ou perhydrol au mot HOPOGAN). L'ektogan, ou peroxyde de zinc, contrairement au précédent, ne s'emploie que pour l'usage externe. Poudre blanche soluble dans l'eau. S'emploie en poudre dans les ulcères, les plaies, les tuberculoses cutanées, sous la forme de gaze pouvant rester en place assez longtemps. Produit à étudier et à conserver.

**Persodine.** — Persulfate de soude. La persodine est un mélange de persulfates alcalins. Se prescrit à la dose de 0 gr. 10 une demi-heure avant les repas. Contre l'anorexie et l'anorexie des tuberculeux et du cancer au début. Faire prendre dans un peu d'eau. Interrompre quelques jours par mois. Chez les enfants, par cuillerée à café.

**Phénacétine.** — Para-acét-phénétidine, phénédine. Poudre blanche, insoluble dans l'eau froide, soluble dans l'alcool. Analgésique et antithermique. En cachets, 0 gr. 60 à la fois. Ensuite doses de 0 gr. 30. Médicament devenu classique.

**Phénosalyl.** — Soluble dans l'eau, 3 p. 100 ; dans l'alcool et surtout la glycérine. Soluble à 1 p. 100 pour injections, lavages et gargarismes. Contient des acides phénique, salicylique, lactique, menthol et essence d'eucalyptus. Antiseptique agréable en clientèle. (Voir spécialités.)

**Phosphate de créosote.** — Phosote. Liquide sirupeux. 1 cuillerée à café par jour. Enfants, 0 gr. 50 à 1 gramme. En pilules, capsules, etc.

**Phosphate de gaïacol.** — Corps cristallin insoluble dans l'eau, soluble dans l'alcool, non soluble dans l'huile. N'agit pas sur l'estomac. Le phosphate et le phosphite sont utiles à la dose de 0 gr. 40.

**Phosphomannitate de** [illegible]. — S'emploie à la dose de 2 à 3 cuillerées à café [illegible] granulé, dosé à 0 gr. 10.

**Phosphotal.** — Phosphite neutre de créosote. Liquide jaune rougeâtre. Se prescrit en capsules à 0 gr. 20. 4 à 6 capsules par jour.

**Phytine.** — Anhydro-oxyméthylène-diphosphorique (chaux et magnésie). Principe phospho-organique de graines de végétaux. Adultes, 1 à 2 grammes par dose de 0 gr. 50 en cachets comme reconstituant et apéritif. Enfant, 0 gr. 10 par année d'âge. Phosphore naturel.

**Picrique** (acide). — Médicament devenu classique dans le traitement des brûlures du deuxième degré. Pansements rares et sous taffetas gommé.

**Picrotoxine.** — Voir *Vade-Mecum* du même auteur.

**Pipérazine.** — Diéthylénimine. Poudre blanche cristalline, très soluble dans l'eau. S'emploie en cachets à 0 gr. 50. 2 par jour. En solution, en compresses appliquées localement dans la goutte ; en injection hypodermique (Bardet) 0 gr. 15. Dissolvant de l'acide urique, active aussi les échanges organiques. Abaisserait la quantité de sucre dans le diabète. Enfants, 0 gr. 10 par année d'âge.

**Plasmon.** — Mélange de bicarbonate de soude et de caséine. Poudre soluble dans l'eau. 2 à 5 cuillerées à café.

**Protargol.** — Combinaison d'argent avec une substance protéique (8,3 p. 100 d'argent). Poudre fine, jaune, soluble dans l'eau, non irritante, ne précipitant pas avec l'albumine ni avec le chlorure de sodium, ne tache pas. Dans les cystites et la blennorragie en solutions de 1 à 2 p. 100 ; en ophtalmologie, à la dose de 5 à 20 p. 100. Donne les meilleurs résultats. (Voir OPHTALMIE, *Vade-Mecum*). Avec l'eau distillée boriquée à 15 p. 100 on peut ajouter, dans un collyre, de la cocaïne au protargol. Bon médicament à conserver dans des flacons de couleur et à utiliser au moment de son emploi.

**Pyocyanases.** — Enzymes bactériolytiques obtenus par cultures de trois semaines et concentration dans le vide de bacilles pyocyaniques. Voir p. 124.

**Pyramidon.** — Diméthyl amido-phényl diaméthyl pyrazolone. Amidopyrine. Réunit l'action antipyrétique des dérivés amidés à l'action analgésique des dérivés méthylés ; s'est vite imposé en thérapeutique. Poudre cristalline blanc jaunâtre, soluble dans l'eau. On peut reconnaître sa présence dans l'urine en ajoutant quelques gouttes de perchlorure de fer et de teinture d'iode. On obtient un anneau violet-rouge. C'est l'acide rubazonique qui colore en rouge les urines de malades soumis au traitement par le pyramidon. Bardet signale que dans le diabète l'antipyrine produit au début de bons effets et que le pyramidon au contraire, augmente la quantité de sucre. Le pyramidon, trois fois plus actif, est un analgésique général très actif ; il peut réussir même dans les douleurs fulgurantes des tabétiques. Nous le prescrivons systématiquement dans toutes les formes bénignes ou moyennes de la fièvre typhoïde et avons publié des résultats. A essayer enfin dans l'asthme. Doses, 0 gr. 25 en cachets ou solutions, à répéter au besoin deux ou trois fois. En solution pour les enfants. Produit quelques vertiges chez certaines personnes nerveuses. Le camphorate de pyramidon est un bon antisudoral. Voir ce mot.

**Pyridine.** — Obtenue dans la distillation des matières organiques azotées, des os en particulier. Liquide incolore, d'odeur pénétrante. Soluble dans l'eau, l'alcool, l'éther et les huiles. En inhalations sur une assiette (1 cuillerée à café). Pourrait être essayé à l'intérieur.

**Quassine.** — On n'emploie, depuis 1908, que la quassine cristallisée. Substance insoluble dans l'eau, soluble dans l'alcool. Extraite du *Quassia amara*. 2 à 6 milligrammes en granules.

**Radium.** — La Pharmacologie du radium devient chaque jour de plus en plus importante.

Les nombreuses expériences faites ont démontré l'innocuité absolue de l'absorption du radium aux doses médicamenteuses (Dominici, Wickham et Degrais, Lépine et Boulud, Fleig, Renon et Marre,

Chevrier). Le radium et son émanation s'éliminent sans inconvénient (Bouchard, Balthazard, Jaboin, Beaudoin, etc.).

Pour éviter l'élimination trop rapide du radium, on le fixe dans l'organisme où il peut séjourner sans inconvénient (Dominici, Faure-Beaulieu, Prof. Petit, d'Alfort, Jaboin).

*Propriétés générales.* — Améliorations et parfois régression de certaines *tumeurs malignes* et *cancéreuses*, *épithéliomas* et *diverses affections ; action analgésique* démontrée par la sédation rapide et très nette de la douleur (Dominici, Renon). Généralement, *abaissement* notable au moins temporaire de la *température*, *stimulation de l'hématopoïèse*, sans occasionner de pléthore, *stimulation du système nerveux*, sans provoquer de phénomènes spasmodiques, *relèvement de l'état général.*

Les propriétés de différents médicaments sont excitées par l'incorporation des sels de radium à certaines substances, par exemple pour la quinine (Dr Le Pileur, Range et Rigaud), pour les solutions injectables polyminéralisées (Dr Nicolaidi), pour les poudres radifères qui activent la cicatrisation des plaies (Dr Chevrier), pour la théobromine (Prof. Huchard), pour l'iodementhol (Szendeffy, Dieupart, etc.).

Le radium à petites doses produit des effets *excitants*, tandis qu'à *haute dose* il a des effets *sidérants* et *nécrosants*. Cette antithèse entre l'action des faibles et des hautes doses n'a rien d'étrange ni de mystérieux ; elle est la vérification d'une *loi de pathologie générale* qui s'applique à la plupart des agents physiques et des médicaments (Dr Chevrier). (Voir page 152.)

**Résorcine.** — Métadioxybenzol. Soluble dans l'eau, l'alcool, l'éther. 0 gr. 25 à 1 gramme à l'intérieur. Dans les dermatoses, poudre ou pommade au dixième. Antiseptique recommandé en rhino-laryngologie. Enfin antiblennorragique à 1 p. 100. Médicament devenu classique ; le préférer au menthol dans la première enfance.

**Rhomnol.** — Acide nucléique. Poudre grisâtre soluble dans les alcalis. Tonique du système nerveux. 0 gr. 15 à 0 gr. 50 en pilules à 0 gr. 05.

**Rhus aromatica.** — Ecorce et racine du Sumac odorant. Térébenthacée. X à XL gouttes par jour contre l'incontinence d'urine.

**Saccharine.** — Acide anhydro-orthosulfamide benzoïque. 0 gr. 10 au maximum en deux doses. Poudre blanche soluble dans 30 parties d'eau bouillante et l'alcool. On l'associe au bicarbonate.

**Salipyrine.** — Salicylate d'antipyrine. Cristaux peu solubles dans l'eau. Soluble dans l'alcool, la glycérine. Conseillé surtout dans la grippe infantile. Doses, 0 gr. 50 à 2 grammes, par cachets de 0 gr. 50. Chez les enfants, 0 gr. 20 par année d'âge. Commencer par une dose élevée, ou potion glycérinée avec 4 p. 100 de salipyrine et 15 ou 20 grammes de glycérine.

**Salophène.** — Salicylate d'acétylparaamidophénol. Cristallise en petites lamelles blanches, très peu soluble dans l'eau chaude, soluble dans l'alcool. Se dédouble dans l'intestin. Bon succédané du salicylate de soude. Associé à la phénacétine donne de bons résultats dans les angines rhumatismales et dans les migraines ou névralgies tenaces.

**Salvarsan.** — 606. Chlorhydrate de dioxy-diamido-arsénobenzol. Poudre jaune-soufre, peu soluble dans l'eau. Conseillé dans la syphilis, la fièvre récurrente, etc. Il est préférable de s'en abstenir chez les femmes enceintes et les enfants. Il est recommandé de ne pas l'employer dans les complications nerveuses graves et au cas d'affections nerveuses ou cardiaques très marquées. La dose moyenne de l'adulte, dont les organes sont normaux, est de 0 gr. 40. Au cas de contre-indication, on pourrait utiliser encore le 606 en fractionnant les doses et en ne donnant à la fois que 0 gr. 10 ou 0 gr. 20. On verse dans une éprouvette spéciale 20 centimètres cubes de sérum, la dose d'arsénobenzol et quelques gouttes d'alcool méthylique. Quand la dissolution est parfaite, ajouter de la lessive de soude stérile à 16 p. 1000. C'est le temps difficile. Le nombre de centimètres cubes doit être égal au quart du nombre de centigrammes du 606. La coloration absinthe purée disparaît en versant la lessive de soude. Quand le précipité est dissous, il suffit d'ajouter 1 ou 2 centimètres cubes pour avoir une neutralisation parfaite. En injection intraveineuse, on injecte 125 à 150 centimètres cubes. Il faut environ quatre minutes. Les injections sous-cutanées ou intramusculaires sont très douloureuses. Ce produit, surfait par les uns, discrédité par les autres, aura vraisemblablement des indications intéressantes à en juger par l'accueil qu'il a reçu des médecins étrangers et aussi de quelques médecins français : le temps les précisera. (Voir p. 161.)

**Santhéose.** — Théobromine pure. Cachets de 0 gr. 50.

**Scopolamine.** — Alcaloïde du *Scopolia atropoides*. Conseillée comme mydriatique et aussi dans la chorée, les tremblements, etc. Voir Hyoscyamine.

**Sérums.** — Voir Médications.

**Sidonal.** — Quinate de pipérazine. Poudre blanchâtre, soluble dans l'eau. Conseillée pour la diathèse urique, la goutte, à la dose de 5 à 8 grammes, en cachets, ou en solution aqueuse pendant une semaine environ.

**Solurol.** — Acide thyminique ou nucléoso-phosphorique. Voir ce mot.

**Somatose.** — Albumose.

**Stovaïne.** — Chlorure de benzoyle et diméthylaminopropanol. Poudre cristalline blanche. Soluble dans l'eau. Moins toxique que la cocaïne. Vaso-dilatatrice : n'a pas d'action sur le cœur. Chaput et Tuffier ont pratiqué avec succès la rachistovaïnisation. Huchard l'employait en injections contre les névralgies — mêmes doses et même emploi. — Badigeonnages en rhino-laryngologie 5 à 10 p. 100. En art dentaire, solution à 1 p. 100 ; en petite chirurgie, 0 gr. 50 p. 100. Reclus a injecté jusqu'à 0 gr. 40, en suppositoires 0 gr. 02, en pommades, 0 gr. 30 p. 10. Incompatibilités : celles des alcaloïdes et borate de soude.

**Strophantus hispidus** et **Strophantine.** — De la

famille des Apocynacées. Succédané de la digitale. L'extrait de strophantus se prescrit à la dose de 1 à 3 milligrammes. La strophantine par dixième de milligramme. C'est une poudre cristalline soluble dans l'eau. En raison de sa toxicité ne prescrire que des produits de marque (Catillon, etc.).

**Stypticine.** — Chlorhydrate de cotarnine. Voir ce mot.

**Sulfonal.** — Diéthylsulfon-diméthylméthane. Poudre blanche cristalline, insoluble dans l'eau, soluble dans l'alcool. Hypnotique des surmenés, des intoxiqués, sans action dépressive sur le cœur. Mais, d'après Lépine, son action trop prolongée produirait du sulfonalisme (affaiblissement des facultés intellectuelles, bourdonnements d'oreilles, etc.). En médecine infantile, 0 gr. 10 ou 0 gr. 20. En lavements ou suppositoires, 0 gr. 25. Adultes : 1 à 2 gr.

**Tannalbine.** — Albuminate de tanin. Poudre jaune pâle, traverse l'estomac sans être attaquée par le suc gastrique et se décompose dans l'intestin où le tanin est mis en liberté. Moins active dans les diarrhées aiguës que chroniques, on la prescrit en cachets de 0 gr. 50 à 1 gramme, 2 à 4 grammes. En médecine infantile, seule ou associée au calomel, on l'emploie avec succès à des doses moitié moindres. On peut donner dans du sirop de 2 à 4 prises de 0 gr. 25.

**Tannigène.** — Acide diacétyl-tannique. Poudre gris-jaunâtre. Insoluble dans l'eau, soluble dans l'alcool et les alcalins. Agit comme la tannalbine. Doses des adultes, 1 à 3 grammes, diminuer peu à peu. Doses d'enfants, 0 gr. 10 à 0 gr. 25, trois fois par jour, avec du sucre de lait.

**Tannoforme.** — Combinaison de formaldéhyde et du gallo-tanin. Poudre blanc-rougeâtre insoluble dans l'eau, soluble dans l'alcool. Agissant à la fois comme astringent et comme antiseptique. Conseillé à l'intérieur dans les diarrhées chroniques. 1 gramme chez l'adulte ; 0 gr. 50 chez l'enfant en deux ou trois prises. A l'extérieur, en pommade ou en poudre, seul ou avec 4 parties d'amidon dans le traitement des plaies, ulcères, eschares, hyperidroses, du prurit, de l'ozène.

**Taphosote.** — Tannophosphate de créosote. Liquide sirupeux. S'emploie comme le phosote.

**Tétranitrol.** — Tétranitrate d'érythrol. Corps solide fondant à 60°. Insoluble dans l'eau, soluble dans l'alcool. Conseillé dans l'angine de poitrine, l'hypertension, la dyspnée ou mal de Bright, etc. Agit comme vaso-dilatateur à la dose de 0 gr. 01 pour 6 heures. 2 à 4 doses par jour en comprimés, pilules ou solution alcoolique. Préférable à la trinitrine, mais trop coûteux.

**Thigénol. Thiol.** — Voir ces mots.

**Thiocol.** — Sulfogaïacolate de potasse. Poudre fine, blanche, contenant 60 p. 100 de gaïacol, soluble dans 4 parties d'eau. Non irritant. S'emploie en cachets de 0 gr. 25 aux doses de 2 à 8 grammes chez l'adulte et de 0 gr. 50 par année chez l'enfant, dans les bronchites et diarrhées chroniques, dans la tuberculose.

**Thiosinamine.** — Allylsulfocarbamide. Fibrolysine. Voir p. 15. Poudre cristalline, peu soluble dans l'eau, soluble dans l'alcool et l'éther. Conseillée dans le traitement du lupus, elle agit en ramollissant les tissus et les cicatrices et en facilitant leur résorption. A ce titre, elle est encore indiquée, associée à l'antipyrine, dans l'otite adhésive, 10 à 15 p. 100 ou seule dans les fibromes, les kéloïdes, les rétrécissements de l'urètre, etc. 0 gr. 05 à 0 gr. 10, tous les deux jours, 1 à 2 centimètres cubes d'une solution au quinzième. Voir formules, p. 168.

**Thyminique** (acide). — Solurol. S'obtient par dédoublement de l'acide nucléinique. Poudre blanche soluble dans l'eau. Dissolvant de l'acide urique. 0 gr. 25 en comprimés. 2 à 4 par jour. Peut s'associer dans des cachets à d'autres médicaments analogues, 0 gr. 10 à 0 gr. 20 par dose.

**Thyroïdine.** — Obésité, myxœdème, goître, etc. (Voir opothérapie et spécialités : Thyroïdine Catillon, etc.).

**Trigémine.** — Diméthylamine antipyrine butylchloralhydrate ou butylchloral et pyramidon. Poudre cristalline blanche soluble dans 60 parties d'eau et dans l'alcool. Agit surtout comme analgésique à la dose moyenne, 0 gr. 50 en capsules ou cachets de 0 gr. 25, de préparation récente, la trigémine étant hygrométrique. A surtout réussi contre les névralgies violentes et tenaces du trijumeau, d'où son nom (Bardet).

**Trinitrine.** — Nitroglycérine. Substance huileuse, peu soluble dans l'eau, soluble dans l'alcool. Hypotenseur, vaso-dilatateur. Indiqué dans l'anémie cérébrale, la présclérose et l'artériosclérose. Dose, II à III gouttes de la solution au centième. On a coutume de prescrire XXX gouttes de solution dans 300 d'eau par cuillerée à café. 2 à 3 chez les enfants. Par cuillerée à soupe, 2 à 3 chez les adultes. Dans l'angine de poitrine, le Dr Huchard conseillait de commencer par des inhalations de nitrite d'amyle et de ne prescrire qu'ensuite la trinitrine. Au cas d'urgence, on peut injecter I goutte de trinitrine associée à la cocaïne, selon la formule de Gauthier (X gouttes de la solution de trinitrine, 0 gr. 20 de cocaïne dans 10 grammes d'eau).

**Trional.** — Diéthylsulfoneméthylméthane. Le trional est du sulfonal dont un atome de méthyle est remplacé par un atome d'éthyle et le tétronal un sulfonal dont deux atomes de méthyle sont remplacés par de l'éthyle. Effet au bout d'un quart d'heure se prolongeant pendant 6 à 8 heures à doses plus faibles que le sulfonal. Ecailles brillantes solubles dans l'eau chaude et l'alcool. Conseillé dans le diabète, en solution gommeuse ou dans du lait, ou en cachets, ou avec une infusion chaude aux doses de 0 gr. 50 à 2 grammes. 0 gr. 25 chez l'enfant selon la formule de Pouchet avec gomme, huile d'amandes douces, eau de laurier-cerise et de fleurs d'oranger ou en lavements, suppositoires, etc.

**Ulmarène.** — Mélange d'éthers salicyliques et d'alcools. Liquide jaune rosé, insoluble dans l'eau, soluble dans l'alcool et l'éther. S'emploie en badigeonnages à la dose de 10 à 15 grammes à la place du salicylate de méthyle.

**Urée.** — Cristaux solubles dans l'eau, dans l'alcool. S'emploie dans la lithiase urinaire et comme diurétique. De 1 à 3 grammes.

**Uréthane.** — Carbamate d'éthyle. Ether éthylique de l'acide carbamique. Très soluble dans l'eau, l'alcool et l'éther. Conseillée contre l'insomnie des phtisiques et des aliénés excités en raison de sa solubilité, de son insipidité relative. Doses des adultes, 1 à 2 grammes en potion ; dose des enfants, 0 gr. 10 par année d'âge dans de l'eau sucrée ou du sirop. L'ural est un mélange d'uréthane et de chloral. S'emploie aux mêmes doses que l'uréthane dans l'insomnie infantile.

**Urotropine.** — Formine. Hexaméthylènetétramine. Combinaison de formol et d'ammoniaque. Cristaux brillants, très solubles. Antiseptique actif de l'appareil urinaire. Conseillé aussi dans la lithiase urique et la phosphaturie. L'employer en solution à la dose de 0 gr. 50 à 2 grammes pour l'adulte ; de 0 gr. 25 à 0 gr. 75 pour l'enfant (Voir p. 109).

**Validol.** — Valérianate de menthol. Liquide incolore. X à XV gouttes dans du vin ou sur un morceau de sucre. Stomachique carminatif dans la neurasthénie, l'hystérie, etc. Non irritant.

**Vanadates.** — Oxydants. Le vanadate de soude se présente sous la forme de petits cristaux blancs, solubles dans l'eau. Provoque une augmentation de force, de poids et d'appétit. A prescrire deux ou trois fois par semaine par granules d'un milligramme, 3 ou 4, ou en solution.

**Vasogènes.** — Hydrocarbures oxygénés sous pression avec addition d'ammoniaque, et devenus aptes à former avec l'eau et certains médicaments des solutions ou émulsions. Les médicaments incorporés seraient moins irritants et seraient mieux absorbés. On prépare ainsi en pharmacie le Cadosol, 20 p. 100 ; le Camphrosol, 30 p. 100 ; le Gaïacosol, l'Ichtyosol, le Salicylosol à 10 p. 100 ; le Goudrosol à 25 p. 100 ; le Menthosol, le Quininosol et le Soufrosol à 3 p. 100 ; le Vasogène au mercure à 50 p. 100.

**Véronal.** — Diéthylmalonylurée. Cristaux incolores solubles dans 12 parties d'eau bouillante et dans les alcalis.

Se prescrit par doses de 0 gr. 50 contre l'insomnie et dans les divers états d'aliénation mentale. Est toxique et certains auteurs (Bardet, etc.), en proscrivent l'emploi (Voir page 174).

**Viburnum prunifolium.** — Caprifoliacée. Nous le prescrivons volontiers dans certains états nerveux ou névralgiques, la dysménorrhée, les douleurs de l'avortement. 2 à 15 grammes. Viburnine, 0 gr. 05 à 0 gr. 15.

**Vioforme.** — Oxyquinoléine chloro-iodée. Poudre gris jaunâtre altérée par la lumière. Très peu soluble. Supporte les chaleurs élevées et, à ce titre, mérite d'être employée sous la forme de gaze apprêtée. Succédané de l'iodoforme, non toxique et sans odeur.

**Xéroforme.** — Tribromophénolate de bismuth. Poudre jaune, insoluble. Conseillé dans l'urticaire, les ulcères, etc. Nous en conservons l'emploi, après essais répétés, et en l'associant au goménol dans certaines formes de cystites. N'est pas irritant et, à ce titre, la vessie le tolère bien. Employé enfin dans la diarrhée avec les autres sels de bismuth et en poudre sur les chancres vénériens.

**Xylol.** — Xylène. Liquide insoluble dans l'eau, retiré de la houille. Conseillé dans la variole, la pédiculose, en l'associant à la liqueur d'Hoffmann.

**Yohimbine.** — Alcaloïde d'une Apocynacée. Aiguilles blanches peu solubles dans l'eau, solubles dans l'alcool. Agit sur la moelle et électivement sur les organes génitaux. Conseillé à ce titre comme aphrodisiaque. I à X gouttes, deux fois par jour, de la solution à chaud de chlorhydrate à 1 p. 100. Inactif dans le tabes, actif dans les états de faiblesse ou paralytiques.

# CHAPITRE II

# MÉDICATIONS ET FORMULES

*Nous comprenons dans ce second chapitre les traitements pratiques qui n'ont pu trouver place ni dans le chapitre des médicaments, ni dans celui des spécialités pharmaceutiques. Il est divisé aussi en deux listes. La première est la nomenclature, simplement descriptive, des médications nouvelles ; la seconde ne contient que des médications contrôlées en clientèle et dont* la valeur s'affirme à des degrés divers. *Nous avons adopté, pour ces deux listes, l'ordre alphabétique de la quatrième édition de notre* Vade Mecum.

*Pour la recherche d'un nom donné, consulter, à la fin du volume, la table des matières, qui renverra le lecteur soit à l'une des deux listes, soit souvent aux deux.*

## I. — PREMIÈRE LISTE

## LISTE DESCRIPTIVE DES MÉDICATIONS (1)

**Acide carbonique neigeux.** — Utilisé dans les angiomes, les nœvi, les verrues (Ravaut).

(1) Voir pour le traitement de choix, applicable à la majorité des cas de la pratique courante, le *Vade Mecum* du même auteur, 4e édition (Maloine, éditeur).

**Acné.** — Radiothérapie et vaccin antistaphylococcique (Lassueur). Dans l'acné chéloïdienne, première période, traiter comme furonculose ; deuxième période, thermocautère, électrolyse ; troisième période, radiothérapie. Le traitement local par l'alcool boriqué saturé est souvent efficace (Gaucher). Voir deuxième liste.

**Adénoïdes (végétations).** — On a conseillé l'opothérapie splénique.

**Agalactie.** — Opothérapie mammaire et placentaire. Voir p. 148 et deuxième liste.

**Albuminurie.** — Voir deuxième liste, p. 13.

L'opothérapie rénale agit comme antitoxique et trouve son indication chaque fois qu'il y a insuffisance des organes de sécrétion urinaire. On utilise le rein en nature, en macération, etc., ou la néphrine, 1 centimètre cube en injections, trois fois par jour, ou l'extrait rénal, 0 cmc. 80 en trois fois.

L'opothérapie rénale embryonnaire ou néphropoiétique de M. Carnot est une variété de ce procédé.

Casper et Engel utilisent du sérum de lapin traité par injections progressives du sérum des malades, chauffé à 55°.

Teissier enfin injecte 10, 15, 20 centimètres cubes de sérum du sang de la veine rénale d'une jeune chèvre (obtenu après ligature de la veine à son embouchure).

**Alcoolisme.** — Sérum de chien alcoolisé, de cheval, etc.

**Aliénation mentale.** — Pendant trois semaines,

injections de quelques centimètres cubes d'extrait testiculaire. Injections : de suc de cerveau, de cérébrine (Constantin Paul) ; substance cérébrale traitée par l'eau et la glycérine ; de cérébrosine (page 149), 2 centimètres cubes pendant dix jours. (Cerveaux desséchés à 50° et traités par l'éther.)

**Anémie.** — Opothérapie splénique (50 grammes de rate fraîche, ou opothérapie testiculaire (Eloy). Médication reminéralisatrice, voir formules, p. 176. Par son action hématopoiétique le sérum antidiphtérique serait parfois indiqué.

La substance totale des os frais, traitée et mise en tablettes, est conseillée contre l'anémie pernicieuse. La glycérine, enfin, par cuillerée à soupe jusqu'à 70 grammes par jour, ferait augmenter le taux de l'hémoglobine de 100 p. 100. Voir deuxième liste.

**Angiomes cutanés.** — Electrolyse bipolaire (15 à 20 milliampères). Radiumthérapie (Wickmann). Rayons ultra-violets, etc.

**Antisepsie biliaire.** — Urotropine ou 0,25 de choléinate de soude en lavements.

**Ankylose.** — La médication ionique avec une solution de 1 p. 100 de chlorure de sodium (Desfosses et Martinet) ou d'iodure de potassium à 1 p. 100 (Brillonet) est à l'étude. Les médecins anglais préconisent fortement cette méthode nouvelle. Elle a besoin d'être mieux étudiée, en France.

**Aortite chronique.** — 20 centigrammes de la solution de thiosinamine, *non chauffée*, pendant vingt jours.

**Appendicite.** — Ferments lactiques et laxatifs mucilagineux, dits régulateurs.

**Arsenicale (médication).** — Quelques arsenicaux sont classiques : l'arséniate, le cacodylate, l'arrhénal, etc. D'autres viennent de montrer leur valeur réelle, tout dernièrement. Voir deuxième liste. L'atoxyl, l'arsacétine et plusieurs autres ne paraissent pas devoir tenir complètement leurs promesses. Voir p. 133.

**Artério-sclérose.** — Ferments lactiques. Voir p. 140. Fibrolysine, voir p. 15. Opothérapie rénale, voir p. 149. 2 à 3 centimètres cubes par jour de la solution de silicate de soude à 15 p. 250 (Decène et Scheffler, de Saint-Etienne). Lacto-sérum de Blondel.

**Arthrite.** — Médication colloïdale, voir pp. 75 et 70, radioactive, voir p. 152 ou radiothérapique. Méthode de Bier, voir p. 134. Médication antigonococcique, voir p. 111.

**Arthritisme.** — Ferment lactique, voir p. 75. Cure rénovatrice ; eau de Janos, diète absolue.

**Asthme.** — Injecter un demi-milligramme d'adrénaline (von Nogié).

Gymnastique respiratoire de Sœnger et G. Lyon : expirations et inspirations rares ; les expirations prolongées et douces. Voir deuxième liste.

**Asystolie.** — Injections d'un à quatre dixièmes de milligramme de strophantine (Fiessinger, Mayer,

Wagner). L'injection intraveineuse est dangereuse. Sérum de Fleig.

**Ataxie locomotrice.** — Fibrolysine, voir p. 15. Opothérapie cérébrale, voir p. 148. Ponction lombaire, voir p. 150. Sicard et Bloch emploient de petites doses d'arsénobenzol, de 0 gr. 20 à 0 gr. 30 dans 150 de sérum. Ils pratiquent des injections intraveineuses en séries de cinq à six, avec intervalles de repos de dix jours.

D'après Leredde, l'arsénobenzol peut arrêter la marche des lésions médullaires ; le signe d'Argyll Robertson disparaît ainsi que plusieurs auteurs l'ont constaté.

Injecter des doses croissantes, en débutant par de faibles doses.

**Athrepsie.** — Enveloppement dans du coton et taffetas gommé et injections parathyroïdiennes.

**Azote (Injections d').** — Surtout préconisées dans la pleurésie ; syncope à redouter (Balvay et Arcelin).

**Basedow.** — Lait antithyroïdien d'animaux opérés du corps thyroïde. Opothérapie hypophysaire et thymique. Sérum antidiphtérique. Salicylate de soude comme modérateur (Lavrand, Lannois). Voir *Salicylates*.

**Blennorragie.** — Médication ionique. 1° Solution avec 0 gr. 50 p. 100 de sulfate de zinc. Bock à injection, sonde de Desnos, traversée par un fil de platine. Courants de 5 milliampères. 2° Sonde d'argent reliée au pôle positif, 8 milliampères. Durée du traitement, une semaine environ.

Le vaccin gonococcique (Mainini, Jarvis, etc.), s'emploie à des doses variant de 10 à 2 ou 300 millions de gonocoques, contre l'urétrite et surtout contre l'arthrite blennorragique. Dieulafoy préconisait ce dernier traitement. Voir deuxième liste.

**Boues radifères.** — En applications de vingt-quatre heures, dans l'arthrite blennorragique ; recouvrir d'ouate hydrophile et de taffetas.

**Cancer.** — Méthode des antiferments. Sérum bovin, liquide d'hydrocèle agissant sur la lécithine ; arsenic, quinine agissant sur les ferments, pour arrêter le développement des tissus, qu'on prétend activé par les ferments et la lécithine.

On a proposé tout ce qu'il est possible d'imaginer contre le cancer. Il faut mentionner, après le chlorate de soude à l'intérieur, le chlorate de magnésie, 2 à 3 cuillerées à café d'une solution à 30 p. 120 (Barbarin). 1 à 2 centimètres cubes en injection hypodermique, près des ganglions, de 2 grammes de potasse et de soude dans 500 grammes d'eau, de 5 à 20 grammes de la solution de formol. M. Doyen utilise enfin des cultures atténuées de bacillus neoformans.

**Cancer de l'utérus inopérable.** — Anesthésie ; 15 grammes d'acétone après curettage du cancer (Samuels).

**Céphalée.** — On a conseillé la ponction lombaire dans certaines céphalées rebelles. Ce traitement n'a pas d'effets durables en général, et dans ces conditions reste au moins exagéré.

**Chéloïde.** — Médication fibrolysique, voir p. 116.

**Choléra.** — Injections salines à très hautes doses. On a proposé jusqu'à 10 et 20 litres par jour.

**Cicatrices.** — Médication fibrolysique, ionique et radioactive. Voir ces mots.

**Colite.** — Opothérapie gastrique, dyspeptine, etc.

**Contusions, entorses,** etc. — Le Dr Franzoni conseille les applications d'éther.

**Coqueluche.** — Essayer de faire avorter par le décubitus horizontal systématique, pendant un ou deux jours, avec instillations dans les fosses nasales trois fois par jour de bromoforme, bromure et stovaïne (Hyvert).

**Courants de haute fréquence** (Médication par les). — D'après Glugo, sont efficaces dans la neurasthénie, les crises gastriques du tabes, les arthrites et ne donnent que des insuccès dans l'artério-sclérose, le goitre, etc.

**Débilité.** — Opothérapie cérébrale et testiculaire.

**Dentition** (Retard de). — Opothérapie osseuse.

**Diabète.** — D'après Rodriguez, le diabète étant le résultat d'une hyperchloruration alimentaire toxique, il faudrait supprimer le sel et s'en tenir à la méthode de Lépine. Opothérapie gastrique, hépatique, 0 gr. 60 à 1 gr. 50 d'extrait de foie ou 0 gr. 50 à 1 gramme de glycogène, de bile, 0 gr. 30 ferments lactiques (p. 75), de pancréas, 50 grammes de glande ou 1 centimètre cube d'extrait. Acide phosphorique officinal, 1 à 4 grammes (Joulie) et méthode de Guelpa, qui réussit à faire tomber le sucre. Au cas d'opérations, troubles oculaires, etc. : Eau de Janos et diète pendant deux ou trois jours. Voir p. 137.

Chez certains diabétiques on a pu trouver jusqu'à 100 grammes et plus d'acide β-oxybutyrique ainsi que d'autres acides : formique, propionique, etc. On conçoit toute l'importance de la médication alcaline au moindre symptôme avertisseur du coma (réaction de Gérhardt, perchlorure, plus de 3 gr. d'ammoniaque urinaire, etc.) Injections de bicarbonate à 3 p. 100, 300 à 500 grammes, concurremment avec l'ingestion de hautes doses, 30 à 40 grammes.

**Diarrhées.** — Voir *Entérites*. Miramond de Laroquette et Simonin (du Val-de-Grâce) ont obtenu de bons résultats du traitement des diarrhées coloniales chroniques par le surchauffage lumineux de l'abdomen.

**Diphtérie.** — Voir p. 159. Sérum de Martin, voir p. 160. Chlorure de calcium et ferments pyocyaniques, voir pp. 68 et 94.

**Drainage lombaire.** — Lefilâtre et Rosenthal, Wicart, etc. (Voir page 150.)

**Dyspepsies.** — Opothérapie gastrique, voir p. 148, et labferment, 0 gr. 50 avec du lait.

Dans les formes intestinales, ferments lactiques, opothérapie gastrique, labferment, extrait de foie, pancréas, etc.

**Eczéma.** — Médication thyroïdienne, voir p. 149. Radium ou radiothérapie.

**Emphysème.** — Opothérapie pulmonaire (Arnozan). Poumons traités par l'eau et la glycérine et réduits au dixième.

**Endocardites infectieuses.** — Vaccin antistreptococcique et médication colloïdale.

**Engelures.** — Avant la période d'ulcérations : bains de feuilles de noyer saturés d'alun et suivis de frictions à l'alcool camphré (Hyvert).

**Entérites.** — Bactériothérapie intestinale, etc. Dans les entérites tuberculeuses, bleu de méthylène, 3 à 4 pilules de 0 gr. 10 ; cotoïne, 0 gr. 05 ; eau oxygénée neutre à 2 volumes, en lavements de 200 grammes.

**Entérokinase.** — Extrait de la muqueuse intestinale, 0 gr. 25 à 0 gr. 40 après les repas.

**Epilepsie.** — Opothérapie cérébrale, voir p. 148.

**Epistaxis.** — 98 fois sur 100 les hémorragies nasales ont leur siège à la partie antérieure de la cloison, il suffit donc de faire la compression avec le doigt (Chavigny).

**Epithélioma.** — Médication ionique et radiumthérapie : l'action du radium serait presque spécifique. La tumeur se réduit de la périphérie vers le centre.

**Erisypèles.** — Acide phénique jusqu'à cautérisation légère, lavage à l'alcool (Judd, 5 insuccès sur 67). Sérums antiméningococciques. Applications de solution saturée de sulfate de magnésie. Staphylase. Colloïdaux. Sérum et vaccin antistreptococcique. Voir ces mots.

**Estomac** (Cancer de l'). — Opothérapie, radiothérapie, voir page 152.

**Fibrolysine.** — Voir p. 15. Lavrand conseille une formule contenant pour 50 grammes d'eau, 2 grammes de thiosinamine et 0 gr. 10 de salicylate de soude associés à la mécanothérapie et à l'électrisation. Ces injections réussiraient dans les cas d'arthrites avec impotence fonctionnelle. Doses, 0,04 à 0,08 ; en injection, 0,02 en cachets avec lactose, etc.

**Fièvre typhoïde.** — Le sérum de Chantemesse préparé en injectant à des chevaux pendant longtemps une culture de bacilles et (en alternant) de la toxine obtenue dans la partie inférieure du bouillon de culture. Bergell et Meyer se servent d'un sérum additionné d'acide chlorhydrique. Dose : 20 centimètres cubes de sérum de chien ou de cheval immunisé.

Le sérum de Chantemesse doit s'injecter, dit-on, dès le début et à doses faibles dans les cas graves, fortes dans les cas moyens ou légers. Résultats contestés. Voir deuxième liste.

**Furoncle.** — Plusieurs fois par jour badigeonnages de collodion en laissant libre la pointe du furoncle (Fuchs). Vasogène au mercure et pantopon (Hyvert). Staphylase.

Bruch, de Munich, conseille l'ichtyol pur. Médication lactique. Méthode de Wright. Vaccin antistaphylococcique (Mauté). Injection de 1 à 2 centimètres cubes tous les cinq jours de cultures de staphylocoques. Voir deuxième liste.

**Galactogène** (Médication). — Extrait de graine de cotonnier et opothérapie mammaire et placentaire, voir p. 148.

**Goitre.** — Médication ionique par l'iodure de potassium et médication thyroïdienne, voir p. 149; pour le goitre exophtalmique, voir Maladie de Basedow.

**Goutte.** — Bains chauds et locaux d'eau distillée, cette eau absorbant facilement les substances salines (Leyden).

Médication ionique : 1° Avec une solution réunie au pôle positif de chlorure de lithium, 2 ; lithine, 1/2 ; eau, 100. 20 milliampères (Labatut). 2° Avec une solution de salicylate de soude à 3 p. 100 (Desfosses et Martinet). Médication de Guelpa, voir p. 159.

**Grossesse.** — Opothérapie surrénale (Robinson). Contre les vomissements incoercibles. Mayer, Linser et Le Lorier injectent à 2 jours d'intervalle 10 à 15 centimètres cubes de sérum de femme enceinte normale.

On a préconisé récemment l'enveloppement serré ou l'expression de l'abdomen, suivant l'axe du détroit supérieur dans la dernière période terminale de la grossesse pour activer l'accouchement. Nous ne citons que pour le condamner le traitement de l'éclampsie par l'amputation des seins même partielle !

**Hectargyre et Hectine** (Médication par). — Voir spécialités.

**Hémiplégie spasmodique.** — Injections de sérum antitétanique à la nourrice qui allaite l'enfant (Bloch) ou à des chèvres, vaches, dont le lait est donné aux doses de 250 à 300 grammes.

**Hémoglobinurie.** — 25 centimètres cubes tous les mois d'un sérum d'animal ayant reçu des injections de sérum humain antihémolysant (Widal et Rostaing).

**Hémophilie.** — Opothérapie hépatique, osseuse, sérum de cheval, voir p. 148, sérum antidiphtérique de moins d'un mois. Adrénaline. Nolf substitue à ces injections de sérum frais 10 centimètres cubes d'une solution à 50 p. 100 de peptone dans 0,5 p. 100 d'eau salée, voir p. 175.

**Hémoptysie.** — Adrénaline.

**Hémorragie.** — Comme les deux précédents, en plus sérum antihémoglobinurique, voir ce mot.

**Hémorroïdes.** — Adrénaline, intraits, voir p. 142.

**Hormones péristaltiques.** — On appelle hormones, depuis Starling, les produits de sécrétion interne des glandes vasculaires qui, transportés à distance par la circulation, vont exercer un effet d'activation sur d'autres organes.

Les hormones péristaltiques seraient recueillies en pleine digestion dans la portion supérieure du duodénum ou extraits de la rate où ces produits s'emmagasineraient. L'hormonal a cette origine ; l'injection de 20 cc. provoquerait des ondes péristaltiques commençant au duodenum et se propageant de proche en proche jusqu'au rectum. Dans les paralysies intestinales post-opératoires leur action serait plus marquée que dans les péritonites. Si cette action était vérifiée l'hormonal rendrait service après certaines opérations abdominales, la physostigmine ne donnant pas contre la paralysie intestinale les résultats désirables.

**Hydrocèle.** — Martigny de Montréal pratique l'aspiration de 20 centimètres cubes du liquide de l'hydrocèle et en injecte dans le tissu cellulaire abdominal. Recommencer au bout de deux mois s'il y a lieu.

**Hydrocéphalie.** — Ponction sphénoïdale (Bériel) dans la partie externe de cette fente. Drainage après ponction lombaire (Wicart, Lefilâtre, etc.).

**Hypertrichose.** — Radiothérapie.

**Injections sous-cutanées d'oxygène.** — Ramond, Pony, etc., les conseillent dans les cas d'asphyxie des cardiaques, emphysémateux, intoxiqués graves (coma, oxyde de carbone, etc.). Elles se pratiquent dans la partie externe de la cuisse. Kieffer utilise l'ampoule à sérum, en verre, auto-injectable, du type commercial courant pour mettre en communication le tube en caoutchouc du ballon d'oxygène et l'aiguille de la seringue.

**Iode à l'état naissant.** — (Paul Laurens). Instillations de solution concentrée à 3 p. 10 suivies d'instillations d'eau oxygénée (otites) ; de même, pulvérisations, dans les rhinites et l'ozène. On peut encore produire de l'iode à l'état naissant en mélangeant parties égales de la solution d'iodure à 3 p. 10 avec l'eau oxygénée à 12 volumes.

**Laxatifs.** — Les laxatifs nouveaux sont à base d'agar-agar, de phénolphtaléine, etc. Il est bon d'alterner ces produits et de revenir aussi quelquefois à l'huile de ricin, à l'eau de Janos, aux eaux minérales, etc.

**Lèpre.** — Leproline de Rost.

**Leucémie.** — Opothérapie par moelle osseuse splénique (50 grammes de rate fraîche). [illegible].

**Leucothérapie.** — Favoriser la phagocytose par production d'un plus grand nombre de leucocytes, tel est le principe de cette méthode qui utilise la saignée, les injections de sérum, de térébenthine, d'extraits, etc., etc.

**Lientérie.** — Opothérapie hépatique.

**Lupus.** — Médication fibrolysique, radiothérapie et vaccin antistreptococcique.

**Mélancolie.** — Opothérapie cérébrale et sérum marin.

**Méningites.** — Voir pyocyanases, p. 94 ; colloïdaux, p. 70 ; autosérothérapie (Radman). Voir deuxième liste.

**Ménorragies.** — Opothérapie mammaire et splénique.

**Menstruation** (Irrégularités de la). — Opothérapie ovarienne.

**Métrites.** — Ionothérapie.

**Moelle** (Maladies de la). — Opothérapie cérébrale, suc médullaire, extrait testiculaire.

**Myxœdème.** — Le chlorure de calcium, les sels de magnésium donneraient de bons résultats (Froin).

**Néphrites.** — Chlorure de calcium, opothérapie rénale, sérum de Teissier, voir *Albuminurie.*

**Neurasthénie.** — Opothérapie cérébrale testiculaire. Médication reminéralisatrice. Nous avons coutume de faire analyser l'urine et de prescrire un sérum et des préparations dont les indications se trouvent fournies par l'analyse totale.

**Névralgies.** — Injections juxta-nerveuses, voir p. 144. Ionothérapie, voir p. 144. Rachianesthésie, voir p. 124.

**Névroses.** — Opothérapie cérébrale ?

**Nœvus.** — Radium.

**Nutrition retardante.** — Cure de Guelpa.

**Obésité.** — Fibrolysine, voir p. 116. Médication

thyroïdienne. Eau de Janos à dose laxative à continuer assez longtemps ou à dose purgative pendant quelques jours (petites doses de caféine). Régime de Robin, voir *Vade-Mecum*.

**Œsophage** (Rétrécissement de l'). — Fibrolysine, voir p. 116.

**Opothérapie.** — Voir deuxième liste.

*Opothérapie cancéreuse associée.* — Extraits de foie, pancréas et rate (Billard).

*Opothérapie hépatique.* — A conseiller dans la tuberculose évoluant sur terrain arthritique (Triboulet).

*Opothérapie parathyroïdienne.* — Dans la paralysie agitante et l'athrepsie (Berkeley, Thompson).

*Opothérapie prostatique.* — 0 gr. 50 de suc dans les maladies de la prostate.

*Opothérapie pulmonaire.* — Extrait au dixième en injections sous-cutanées dans l'emphysème.

*Opothérapie splénique.* — 50 grammes par jour auraient une action coagulante dans les hémorragies, l'hémophilie, l'anémie, etc.

*Opothérapie thymique.* — 1 à 3 grammes dans le goitre, la maladie de Basedow.

*Opothérapie thyroïdienne.* — Ichtyose (Fox).

*Opothérapies thyroïdienne et ovarienne associées.* — Acromégalie.

**Ostéomalacie.** — Opothérapie osseuse.

**Otite.** — Médication ionique avec nitrate de pilocarpine, 3 p. 100 d'eau distillée. Fibrolysine, voir p. 116.

**Ovaires** (Ablation des). — Troubles consécutifs. Médication ovarienne.

**Ozène.** — Moure, Brindel et Eckstein injectent à chaud sur la muqueuse de la fosse nasale de la paraffine liquide. Leroux injecte à froid une douche d'air surchauffé ; en fondant la paraffine la fait pénétrer et s'étaler en une couche régulière. Instillations d'iode à l'état naissant, voir p. 119.

**Paludisme.** — Médication arsenicale ; opothérapie splénique.

**Paralysies.** — Opothérapie cérébrale, testiculaire, etc.

**Pelade.** — Radiothérapie.

**Phlébite.** — Ionothérapie par l'iodure.

**Pleurésie.** — Autosérothérapie (Gibert, Marcou, Debove, etc.). Ponction de 2 à 3 centimètres cubes de liquide ; on retire lentement l'aiguille et l'on injecte dans le tissu cellulaire, à renouveler deux ou plusieurs fois, tous les deux ou trois jours. Il y aurait production d'antisérose ou d'anticorps par cette injection des antigènes contenus dans le liquide pleurétique.

**Pleurésie purulente.** — Abcès de fixation, médication colloïdale ; opothérapie pulmonaire. Voir ces mots.

**Pneumonie.** — Abcès par fixation, médication

colloïdale. Vaccin pneumonique. Sérum antipneumonique : 1° de lapin immunisé (4 à 6 centimètres cubes) (Becq), ou de chien (Klempferer) ; 2° de convalescent (Audéoud) (2 à 3 centimètres cubes), formiate de soude, etc., voir page 159.

**Prostate** (Maladies de la). — Opothérapie prostatique, 0 gr. 50.

**Puberté.** — Opothérapie ovarienne et mammaire. Voir ces mots et deuxième liste.

**Puerpérale** (Fièvre). — Sérum antistreptococcique.

**Pyocyanique** (Médication). — 3 à 4 centimètres cubes de pyocyanase dans diverses affections microbiennes, diphtérie, méningite, choléra, etc.

**Rachianesthésie.** — Epidurale et rachidienne proprement dite avec cocaïne, stovaïne, novocaïne.

Jonnesco, de Bucarest, conseille des injections de stovaïne et de strychnine pour une anesthésie générale permettant à l'opéré d'assister à son opération. Voir deuxième liste.

**Rachitisme.** — Kassowitz attribue une grande valeur au traitement du rachitisme par l'huile phosphorée, 1 à 3 cuillerée à café dans le premier âge, d'huile avec 0 gr. 01 de phosphore pour 100 grammes.

**Radiumthérapie.** — Dominici et Chéron introduisent dans les tuberculoses profondes un tube contenant du radium. Voir p. 152.

**Rayons ultra-violets.** — Les bains de lumière solaire, par lampes à incandescence ou lampes à vapeur de mercure de Cooper-Hewitt, agissent grâce à ces rayons. On a étudié surtout leur action dans les tuberculoses locales, les nœvi, l'acné, etc. On utilise enfin avec succès la lampe à vapeur de mercure et quartz de Kromayer.

**Rhumatisme.** — Il y a fort peu de médications nouvelles qui, par une généralisation contre laquelle nous nous élevons dans notre préface, n'aient été recommandées dans le rhumatisme. Retenons tout au plus la médication colloïdale dans les formes aiguës, le radium dans le rhumatisme chronique et l'ionothérapie. Rosenthal a publié des essais de sérothérapie par le sérum de chevaux immunisés contre la bactérie anaérobie de l'hémobioculture. On injecte 50 centimètres cubes de sérum (rhumatisme aigu avec localisations viscérales graves), il est bon d'associer ce traitement au salicylate de soude, à l'électrargol et d'employer le chlorure de calcium comme avec tous sérums. Les essais de vaccination sont du même genre.

Tout récemment on a préconisé les injections d'*huile* salicylée à 20 p. 100 après anesthésie locale. 10 centimètres cubes toutes les douze heures.

**Rhume des foins.** — Billard et Mallet instillent dans les fosses nasales ou dans les yeux des sérums de canards qui ont reçu des injections de pollens et poussières végétales variées, etc.

**Rougeole et scarlatine.** — Méthode de Milne permettant d'éviter les précautions d'isolement : frictions générales à l'huile d'eucalyptus. Badigeonnages d'huile phéniquée à 10 p. 100.

**Salicylates** (Tolérance des). — Pour la faciliter dans le service du professeur Moritz, de Strasbourg, on emploie concurremment 6 à 8 grammes par jour de bicarbonate de soude. Les journaux médicaux d'octobre 1911 rapportent des accidents dus à l'aspirine, accidents que préviendrait aussi le bicarbonate de soude prescrit avec l'aspirine.

**Sarcome.** — Opothérapie splénique.

**Scarlatine.** — Adrénaline. Vaccin antistreptococcique. Staphylase de Doyen (Lebrun, d'Ivry). Le sérum de Moser diminuerait la mortalité, la durée de la maladie.

**Sciatique.** — Médication rachidienne, injections locales, etc.

**Scléroses.** — Fibrolysine, opothérapie testiculaire.

**Scrofule.** — Ionothérapie avec iodures, voir p. 144.

**Sérums.** — Antialcoolique (chien, Thebault) ; du cancer, voir ce mot ; du choléra (Ransom) ; de la coqueluche (Bordet et Gengou) ; antihémoglobinurique (Widal et Rostaine), voir p. 118 ; sérum de Teissier ; antiurémique, voir p. 168 ; de la pleurésie, voir p. 123 ; antiorchitique, voir p. 112 ; de la pneumonie, voir p. 150 ; antirhumatismal, voir p. 125 ; antistaphylococcique (Capman) ; antisyphilitique (de Pellizzari, Moyza, Query, etc.) ; antispasmodique (Bloch), voir p. 60 ; sérum antithyroïdien, voir p. 149.

**Sérums de la tuberculose (Tuberculine)** voir p. 164. — La tuberculine de Spengler est soit une culture de bacilles humains, soit une culture de bacilles bovins. Le sérum de Boisset est du sérum de chèvre traité par des produits solubles du microbe.

Le sérum de Viguier de Maillane est du sérum de poule (5 à 10 centimètres cubes). Le sérum de Marigliano est du sérum de cheval traité par des injections des toxines de tuberculose humaine. Le sérum humain de Bloch est prélevé chez des arthritiques. Le sérum de Marmoreck, Petit, etc., est du sérum d'animaux traités par des cultures de bacilles primitifs dans des bouillons de veau et des bouillons de foie glycériné. Le sérum de Lannelongue, Achard et Gaillaud est du sérum d'âne traité par injections de cultures. Le sérum de Denys de Louvain est du bouillon filtré du bacille de Koch (3 à 25 centimètres cubes). Voir deuxième liste pour le sérum de Behring et les autres tuberculines.

**Sérum de la rhinite spasmodique.** — Voir p. 125. Sérum antityphique.

**Surchauffage lumineux** (Médication par le). — Obtenu par des lampes électriques à incandescence et produit de l'hyperhémie avec suractivité locale. Conseillé dans la pleurésie, les arthrites et la péritonite tuberculeuse. Séances de demi-heure à une heure et demie. Séries de 10 à 20 séances d'irradiations thermo-lumineuses (Poncet, Vincent, Miramond de Laroquette, etc.).

**Syphilis héréditaire tardive.** — Payenneville et Bataille recommandent l'arsénobenzol. Dans trois cas (sujets de 18 à 20 ans), non améliorés par le traitement mercuriel, une seule injection de 25 centimètres cubes d'arsénobenzol suivie du traitement mercuriel, alors rapidement actif, aurait suffi pour la guérison des trois syphilitiques.

**Tic douloureux de la face.** — Voir p. 102.

**Tuberculose pulmonaire.** — Hamont préconise les injections d'huile camphrée à 20 p. 100, voir p. 65.

**Ulcère rond.** — Traitement de Bourget, voir deuxième liste et *Vade Mecum* du même auteur.

**Ulcères variqueux.** — M. Duballen ajoute au traitement habituel par le repos, jambe surélevée, des applications d'une solution de bicarbonate de soude à 15 p. 100. Dès qu'apparaît un bourgeonnement de bon aspect, on cherche à produire une croûte en saupoudrant avec du talc, 20 grammes ; bismuth et oxyde de zinc ââ 5 grammes. L'auteur applique ensuite par dessus une plaque de zinc mince, lavée à l'alcool, tous les soirs, et maintenue après poudrage abondant de la jambe par une bande de caoutchouc ou de crêpe. Ultérieurement bas à varices.

**Urètre** (Rétrécissement de l'). — Fibrolysine, voir p. 138 ; électrolyse, voir p. 116 ; médication ionique, voir p. 144.

**Vaccins.** — Du bacterium coli (Wolff) ; du gonocoque (Dieulafoy, Jarvis, etc.) ; du cancer (Doyen), culture atténuée par l'atoxyl du micrococcus neoformans; de la pneumonie, voir p. 123 ; du rhumatisme, voir p. 125 ; du staphylocoque, voir p. 117 ; du streptocoque, voir p. 116 ; de la tuberculose (Beraneck, Vaillant, Spengler, Klebs. Voir *Sérums* et deuxième liste : *Tuberculose et Sérums*) ; de la fièvre typhoïde (vaccins de Wright en Angleterre, Pfeiffer en Allemagne autolysat de Vincent), voir p. 168 ; vaccin typhique irradié de Renaud.

**Vessie** (Tuberculose de la). — Buscarlet, de Genève, recommande les bains de soleil dans le traitement de la tuberculose de la vessie.

**Vomissements incoercibles.** — Adrénaline, voir p. 56.

**Vulvites.** — Voir p. 178.

## II. — SECONDE LISTE

### DESCRIPTION ET EMPLOI DES MÉDICATIONS NOUVELLES DONT LA VALEUR EN CLIENTÈLE S'AFFIRME A DES DEGRÉS DIVERS.

**Abcès de fixation.** — On se propose, par cette méthode renouvelée du séton ou du cautère, de provoquer par une inflammation non septique une réaction de défense de l'organisme et d'arriver ainsi à combattre les intoxications.

Injecter, avec toutes précautions d'usage, dans la partie externe de la cuisse, de quelques gouttes à 1 centimètre cube d'essence de térébenthine, d'éther, etc. (Fochier, de Lyon).

Les abcès de fixation sont conseillés dans l'infection puerpérale (Thiroloix); dans la pneumonie (Genest, etc.), dans le catarrhe suffocant (Lemoine), dans l'érysipèle (Chantemesse, etc.).

Si le rein est sain et s'il n'y a pas de diabète, ce procédé, que nous n'utilisons qu'en désespoir de cause, peut vraiment rendre service.

**Aérothermothérapie.** — L'appareil aéro-thermogénérateur comprend une pompe rotative à air, un cylindre en matière réfractaire contenant l'air et pouvant être chauffé par un fil de platine qui l'entoure. L'air chauffé est projeté sur les tissus à une distance moyenne de 10 centimètres. On pourrait atteindre des températures de 200°, 300° et même 600° à 700° avec cet appareil. Les résultats obtenus sont surtout significatifs dans la gangrène des membres et l'arthrite gonococcique (Dieulafoy, Delbet, Quémie, Ricard, Vignat, Marot, etc.).

**Agalactie.** — Extrait de graines de cotonnier. Infusions de 2 à 3 grammes par litre pour un jour. Opothérapie mammaire, 0 gr. 30 à 1 gramme d'extrait liquide, 1 gramme de poudre en cachets, 1 gr. de glande fraîche. Opothérapie placentaire, 1 gr. De ces trois procédés, le premier seul mérite d'être utilisé.

**Age critique.** — Opothérapie par l'extrait de corps jaunes (Dovet), à la dose de 2 centigrammes, en poudre ou solution, répétée 3 à 8 fois par jour pendant dix jours, ou extrait d'ovaires, voir p. 148.

**Albuminurie.** — Dans bien des cas (saignée, anurie, etc.) le médecin regrettait de ne plus pouvoir utiliser un sérum capable de modifier la composition du sang. Le sérum salé est, en effet, contre-indiqué chez tout malade dont les reins fonctionnent mal. Or, les solutions de Fleig avec lactose ou glucose, méritent d'être employées en remplacement des solutions de sérum physiologique. Nous les utilisons volontiers.

Le lactate de calcium agit à l'inverse des sels de sodium. Son action porte surtout sur la toxicité du sang. Renon prescrit des doses variant de 0 gr. 10 à

0 gr. 50. Wright emploie des doses plus élevées. L'activité du lactate paraît supérieure à celle des sels de strontium. Voir première liste, p. 108, pour l'opothérapie rénale dont les résultats sont encore bien discutés.

**Anémie.** — La moelle osseuse et la substance totale des os frais, les préparations hématopoiétiques, constituent un adjuvant précieux du fer ou de l'arsenic, suivant les cas. Le sulfate de radium, à petites doses, paraît être réellement actif.

**Angines pseudo-membraneuses à streptocoques.** — Le sérum de Marmoreck est logiquement indiqué.

**Anurie.** — Sérums artificiels diurétiques, réalisés par les solutions isotoniques ou paranisotoniques de sucre (glucose, lactose, saccharose, mannite) (Fleig). Le sérum salé, bien qu'il traverse une mauvaise période, peut réussir dans certaines néphrites toxiques médicamenteuses, dans le choléra, etc. Si l'on emploie les solutions isotoniques de glucose à 45 p. 100, par exemple en injections hypodermiques, il ne faut pas oublier que le sucre est bon milieu de culture et que les précautions d'usage s'imposent ici avec quelque rigueur.

Les lavements hypertoniques n'ont pas d'action diurétique ; le contraire s'observe plutôt. Fleig conseille les lavements hypotoniques et l'eau pure.

**Argent colloïdal** (Médication par l'). — Les auteurs (Netter, Bardet, etc.), ne sont pas d'accord sur la nécessité de préférer l'argent colloïdal obtenu par voie électrique ou l'argent obtenu par la voie chimique, ni sur les questions de savoir s'il faut employer des solutions stabilisées et isotoniques ou non. On s'accorde toutefois à exiger des solutions à grains très fins et absolument fraîches. L'injection hypodermique est la méthode de choix ; vient ensuite la voie épidermique, puis la voie rectale, enfin la voie digestive. Quant à la méthode intrarachidienne, nous n'admettons pas qu'elle entre dans la médecine usuelle, nous ne l'employons qu'au cas d'indication formelle.

**Arsenicale** (Médication). — L'arséniate de soude et surtout le méthylarsinate de sodium sont des médicaments utiles, voir p. 65. L'atoxyl a des indications plus limitées, voir p. 62. L'arsénobenzol semble devoir être actif dans certaines formes de syphilis. Doses de 0 gr. 50 et même 0 gr. 30 (Leredde).

**Artério-sclérose.** — On ne saurait trop insister sur la valeur pratique du traitement de Huchard par le régime et les hypotenseurs, voir p. 110.

**Asthme.** — Il importe que le médecin ait son malade bien en main. C'est le seul moyen d'agir par une gymnastique respiratoire en rapport avec chaque cas et par le traitement variable de l'élément nerveux ou pulmonaire.

**Ataxie locomotrice.** — Nous ne partageons pas l'enthousiasme des divers auteurs sur les traitements... nouveaux du tabes. Ou plus exactement, il faut tenir compte de la période du mal et du degré des lésions anatomiques de la moelle. Au début, l'action des injections mercurielles, arsenicales, etc., est possible ; un peu plus tard, il est encore permis d'observer quelques cas où la maladie subit des temps d'arrêt... qui s'observaient avec la thérapeutique ancienne. Dans l'ataxie avancée, c'est encore la morphine qui assure au malade la seule illusion de guérir. Nous n'en donnons pas moins, dans la première liste, les indications utiles les plus récentes, qu'on a toujours le devoir de contrôler avant d'y renoncer.

**Bains d'air comprimé.** — Durée moyenne : une heure. 15 à 20 séances. Asthme, emphysème, maladies par ralentissement de la nutrition. Appareils de Pravaz, Junod, Tabarie, etc. On conseille aussi les inhalations d'air comprimé et d'air raréfié.

**Bier (méthode de).** — Assez complexe, en somme, cette méthode tend à provoquer une réaction de défense ou le pouvoir bactéricide des tissus. Elle utilise des procédés variés : aspiration, compression veineuse ou locale, raréfaction de l'air pour les poumons, etc. La ventouse aspiratrice peut être employée dans l'anthrax, les furoncles, les abcès, etc. Pour l'action locale, on se sert d'une bande de caoutchouc anglais mince et solide, en limitant la compression aux veines. La bande est appliquée à 15 centimètres environ de la région malade qui est elle-même entourée d'ouate. Dans l'arthrite, on maintient l'effet pendant quatre à dix heures. Dans le traitement de la tuberculose, masques pour raréfier l'air (Kuhn). Il y a quelques bénéfices à retirer de la méthode de Bier dans l'arthrite, l'anthrax, etc. ; sous ces réserves, elle nous semble un peu surfaite par quelques médecins.

**Blennorragie.** — Certaines gonorrhées font le désespoir des malades et des médecins. A l'exemple des spécialistes anglais, nous conseillons aux jeunes docteurs de bien prescrire un régime tonique en rapport avec le tempérament du malade, de localiser nettement le siège du mal, de masser la région atteinte avec les divers procédés connus et de réduire au minimum la teneur en antiseptiques de l'eau des lavages. Avec cette méthode de douceur, les résultats obtenus sont toujours supérieurs à ceux que donne le traitement par instillations de solutions fortes. Voir première liste, p. 111.

Nous n'avons aucun enthousiasme, après des essais répétés, pour le traitement abortif de cette maladie. Il est bon, toutefois, d'appeler l'attention des jeunes gens sur l'importance des soins prophylactiques. Le permanganate ou quelques gouttes de protargol à 2 p. 10 de glycérine ont une action certaine, si l'on agit assez tôt.

**Cataracte.** — H. Dor conseille la formule suivante comme traitement abortif de la cataracte commençante.

| | |
|---|---|
| Iodure de sodium desséché.. | 5 gr. |
| Chlorure de calcium cristal.. | 5 gr. |
| Eau distillée .............. | 400 gr. |

En bains d'œillères de une demi-heure. La solution doit être tiède. A continuer pendant plusieurs mois. Dans le diabète et les intoxications intestinales, le traitement n'aurait pas d'action.

**Colloïdale** (Médication). — Voir page 70.

**Constipation.** — Massage méthodique et gymnastique abdomino-rectale.

**Coqueluche.** — Morphine en injections par milligrammes. Séries de deux à trois jours, voir p. 113 (Triboulet, Marfan, Comby).

**Croissance.** — Cette question, souvent mal connue des étudiants en médecine et de beaucoup de médecins, est étudiée avec détails dans la nouvelle édition de nos « *Conférences d'Hygiène pratique et scolaire* ». Dans la pratique, il est bon de suivre les courbes du développement des enfants dans les familles... qui n'ont qu'un médecin. Si la croissance est anormale, l'hygiène peut suffire dans la majorité des cas. Hydrothérapie, jeux, jeux français en particulier, gymnastique respiratoire, gymnastique suédoise transformée et rationnelle, repos et sommeil complètement réparateurs, tels sont, à grands traits, les conseils qu'il convient de développer aux intéressés. Dans les retards de croissance très marqués, nous prescrivons avec confiance la médication thyroïdienne à petites doses, voir page 149, et nous n'avons pas à nous en plaindre.

**Cystites.** — Dans les cystites tuberculeuses peu graves et dans toutes cystites améliorées, l'huile goménolée au xéroforme est parfaitement tolérée.

## DIABÈTE

Gilbert et Lereboullet distinguent : 1° Un diabète par anhépatie, avec prédominance de sucre, trois heures après les repas et 40 à 50 grammes de sucre en moyenne. Dans ce cas, l'extrait pancréatique serait contre-indiqué et l'extrait de foie utile. 2° Un diabète par hyperhépatie avec sucre, maximum, six heures après les repas (200 à 600 grammes : polyurie, polydipsie) extrait pancréatique en pilules kératinisées de 0 gr. 25 et suppositoires avec 2 grammes d'extrait.

Malgré sa symptomatologie trop tranchée, cette distinction est d'un grand intérêt pratique ; grâce à elle, on ne commettra pas la faute de prescrire des calmants des sécrétions s'il y a de l'anhépathie, ou au contraire, des excitants glandulaires si ces organes sont déjà hyperexcités. Et les erreurs de ce genre sont plutôt fréquentes dans le traitement du diabète.

Le jeune médecin surtout, l'esprit meublé de théories aussi contradictoires que nombreuses, trahit cette confusion dans ses ordonnances et parfois dans une même formule. Il importe donc de faire à peu près table rase de ces théories et de n'admettre parmi les nouvelles que celles qui s'imposeraient par leur clarté ou leur vérité absolues ; de combattre cette mentalité séculaire qui nous a fait jusqu'ici ajouter incomparablement plus de prix à de faciles théories de concours ou de salons qu'à la guérison elle-même des maladies ; absolument comme si cette guérison pouvait diminuer notre valeur scientifique. On aurait grand tort de croire que ces *petits jeux* savants sont sans inconvénients : on s'aperçoit vite en clientèle que loin de servir la médecine, ils lui créent une atmosphère d'obscurité et d'incohérence.

Notre bon sens moderne triomphera de cette mentalité.

Il importe aussi d'éviter, par voie de conséquence,

tout traitement du diabète exclusif, systématique ou trop longtemps continué, de limiter l'emploi des médicaments nouveaux et des spécialités pharmaceutiques, à leurs *meilleures* indications (Voir Chap. I, première liste, et Chap. II).

C'est le seul moyen d'accorder en toute justice, à ces derniers, la confiance qu'ils méritent.

Il faut enfin bien observer son malade, le suivre si possible très attentivement et, à défaut d'un traitement nouveau du diabète en général, appliquer *d'une main légère la thérapeutique variée de la forme et du degré.* Nous avons indiqué, dans notre *Vade-Mecum*, au cours d'un article qui dépasse même le cadre de ce petit livre, une ligne de conduite assez nette pour pouvoir rendre service à un certain nombre de débutants.

**Diurétique** (Médication). — Les injections de sérum de Fleig, jointes aux lavements chauds dans les cas graves, méritent d'être employées, concurremment avec la théobromine ou la santhéose, etc., voir spécialités.

**Dysménorrhée.** — Le traitement dépend évidemment de la cause ; sous cette réserve, les extraits fluides américains de viburnum et l'extrait de corps jaune, 0 gr. 02, trois ou quatre fois par jour pendant dix jours, sont les meilleurs médicaments courants. Au moment des crises, les calmants restent indiqués (laudanum et antipyrine en lavements, applications chaudes, etc.).

**Electrolyse.** — Trop vantée ou trop décriée, l'électrolyse commence à pénétrer dans deux ou trois hôpitaux. Il semble qu'on n'ose en parler librement. Ceux qui la critiquent doivent savoir que l'urétrotomie interne n'est pas une méthode fort brillante, ni radicale. Ceux qui l'emploient d'une manière trop exclusive doivent savoir aussi qu'il y a fort peu de procédés en médecine dont l'action soit infaillible.

Après l'électrolyse, comme après l'urétrotomie, le béniqué doit être repris, espacé de plus en plus et continué neuf fois sur dix et quelquefois même, pendant plusieurs années.

L'électrolyse a une action incontestable contre certaines dermatoses.

**Epidurales** (Injections). — Aiguille de 6 centimètres à long biseau : malade placé en chien de fusil dans le décubitus latéral. Ponctionner au milieu et au-dessus de la ligne bituberculeuse, en plein V sacré, avec, comme points de repère, les cinquièmes tubercules postéro-internes du sacrum et le sommet de la dernière apophyse. Pour les injections en dehors de la dure-mère, on se propose d'agir sur les racines et les centres de la moelle et d'introduire certains médicaments : cocaïne, stovaïne, novocaïne, solution saline ont été conseillées dans le tabes, les névralgies sciatiques ou autres, etc. Comme pour la ponction lombaire, nous n'admettons l'injection épidurale que lorsque la gravité de l'affection l'impose et après essai de méthodes plus simples.

**Epistaxis.** — Compression de la partie antérieure de la cloison (Chavigny). Adrénaline, voir p. 56.

**Erysipèle.** — Colloïdaux. Sérum. Ichtyol, voir p. 115.

**Estomac** (Cancer de l'). — Voir p. 152.

**Estomac** (Ulcère de l'). — D'après Bourget, de Lausanne, faire dissoudre 100 grammes de gélatine dans 100 grammes d'eau et de glycérine. Après bonne liquéfaction, ajouter 50 grammes de perchlorure de fer. Remuer constamment et réchauffer la masse. On coule en tablettes de 1 centimètre de côté comme pour faire du caramel. On donne, à 8 heures : lait, biscottes ; à 10 heures, une tablette ; à 10 h. 1/2, eau alcaline ; à midi, riz au lait ; à 3 heures, tablette ; à 4 h. 1/2, eaux alcalines ; à 6 heures, riz et lait.

**Favus.** — La radiothérapie a fortement diminué la durée de cette maladie.

**Fermentlab.** — 0 gr. 50 à chaque repas avec de l'eau et du lait. Favorise la digestion du lait.

**Ferments lactiques.** — Voir pp. 75 et 85.

**Fibrolysique** (Médication). — Voir p. 116.

**Fibromes de l'utérus.** — 1 gramme de glande mammaire ou de suc placentaire ou d'extrait testiculaire.

**Fièvre typhoïde.** — Depuis la méthode de Brandt on a appelé l'attention du médecin sur l'importance des petits soins dans cette maladie. La médication colloïdale et la médication lactique sont indiquées à des moments différents de la maladie.

On a expérimenté aussi des vaccins. Nous citons en première liste le sérum de Chantemesse.

Nous pensons que l'autolysat de Vincent est appelé à jouer un rôle préventif plus efficace. C'est une culture sur gélose autolysée à 37° dans du sérum physiologique et traitée après centrifugation par l'éther.

**Foie** (Maladies du). — Médication lactique et opothérapique : glycogène, bile ou extrait biliaire. Voir page 148.

**Furoncles.** — La staphylase de Doyen est incontestablement active. Les traitements par l'iode à l'acétone (Gallois), comme abortifs des furoncles naissants, et la ventouse aspiratrice de Bier sont presque classiques. Voir *Vade-Mecum* du même auteur.

**Galactogène** (Médication). — Voir p. 117.

**Goutte.** — On peut se trouver bien du régime de Guelpa, qui comprend la diète et l'eau de Janos pendant quelques jours, voir p. 117.

**Grippe.** — Médication colloïdale. Opothérapie intestinale, etc.

**Gymnastique respiratoire.** — Utile dans la prétuberculose ou chez les prédisposés; elle peut rendre service au moment de la puberté et dans l'adolescence, employée avec modération et médicalement surveillée. Il n'en est pas souvent ainsi dans la pratique.

**Hectargyre et Hectine.** — Voir spécialités.

**Héliothérapie.** — Surtout étudiée par Rollier,

Bernhard, Poncet, Monteuuis, Rœderer, Malgat, etc.

Dans la tuberculose, son action porte en première ligne sur l'état général. Elle convient aux formes torpides. L'héliothérapie est analgésiante dans les localisations articulaires ou péritonéales et nettement curatrice dans quelques cas d'adénite.

Elle est conseillée dans les diarrhées coloniales, etc., etc.

Sans s'exagérer la valeur de l'héliothérapie dans notre climat, elle peut devenir pour le praticien une méthode auxiliaire d'autant plus digne d'intérêt qu'elle ne nécessite aucun frais.

**Hémophilie.** — Dans les traitements nouveaux proposés pour combattre le retard de la coagulation du sang qui caractérise l'hémophilie nous accordons la préférence aux injections de sérums sanguins de cheval. Nous n'avons pas utilisé d'injections de propeptone, il y a lieu de se rappeler que l'action du sérum de cheval n'est pas définitive ; elle dure environ quinze jours.

**Hémorragies.** — Chlorure de calcium. Adrénaline. Sérum frais de cheval ou sérum de Roux ou extraits d'organes agissant par leurs « coagulines ».

**Hémorroïdes et Congestion du foie.** — M. de Gaulejac (*Presse Médicale*, oct. 1911) appelle notre attention sur les rapports qui existent entre ces deux affections chez les paludéens. Il recommande de traiter les hémorroïdes pour guérir le foie. Dans le diabète, ce rapport existe encore plus souvent et nous pensons au contraire que le traitement hépatique doit précéder ou au moins accompagner le traitement des hémorroïdes. L'extrait fluide d'hamamelis sans l'alcool et l'intrait Dausse à la dose de X gouttes sont nettement actifs contre la congestion douloureuse.

**Hystérectomie.** — L'opération passe pour être brillante au point de vue chirurgical ; le médecin de campagne qui suit encore certaines familles d'un peu près n'observe pas sans réfléchir les troubles consécutifs. Bien des malades eussent parfaitement supporté, surtout avec l'âge, les symptômes qui ont paru justifier l'opération et beaucoup d'opérées ont une vie nerveuse intolérable. C'est dans ces cas que nous essayons avec ténacité l'opothérapie ovariennes (extrait d'ovaires, corps jaune, etc.). L'amélioration peut survenir avec un traitement régulier et suffisamment prolongé.

**Hystérie.** — Opothérapie sous diverses formes.

**Ictère catarrhal.** — Extrait de bile voir p. 114. L'ictère grave est préjudiciable de la médication colloïdale.

**Infections intestinales.** — Bactériothérapie lactique, etc.

**Infection puerpérale.** — Médication colloïdale. Abcès par fixation, etc.

**Infections urinaires.** — Sérum antigonococcique, voir p. 112 et anticolibacillaire.

**Injection intrarachidienne.** — Voir *Ponction lom-*

*baire.* On injecte souvent les médicaments colloïdaux et le sérum antiméningococcique.

**Injections juxta-nerveuses.** — On a préconisé l'injection de substances analgésiques : cocaïne, stovaïne, novocaïne, ou encore de substances capables de modifier la fonction du nerf telles que l'alcool, l'eau distillée, etc. Sicard a préconisé l'alcool et son traitement de la névralgie faciale, bien appliqué avec injections aux points d'élection, donne de beaux résultats.

L'eau distillée (Surmont et Dubus) agit également et n'est pas pour le nerf une cause de dégénérescence comme l'injection juxta-nerveuse d'alcool. Ossipof a conseillé récemment dans la sciatique des injections d'eau salée refroidie à 0° dans la glace fondante.

**Ionique** (Médication). — Si l'on fait passer un courant électrique dans une solution électrolytique, les molécules qui peuvent se dissocier (ions) sont attirés par le pôle négatif ou positif. L'ion négatif est dit cathion, l'ion positif anion. Les mêmes molécules vont à des pôles de noms contraires, s'il n'y a pas de courant, le cathion devient un ion positif, l'anion un ion négatif. On admet qu'on puisse apporter localement des substances médicamenteuses : c'est la médication diadermique ou ancienne cataphorèse (Delherm, Laguerrière, Tuffier, Mausé, Bouchet, Martinet, Larat, Brillouet, etc.).

On utilise un courant continu, un réducteur de potentiel, des instruments de mesure (milliampèremètre, voltmètre), un inverseur de courant. L'électrode indifférente, zinc ou étain, est recouverte de peau de chamois et de coton hydrophile, l'électrode active varie avec la région.

La première s'applique à la région dorso-lombaire, on conseille de faire passer un courant de 2 milliampères par centimètre carré de surface traitée. Séances de 30 minutes au plus.

On a essayé surtout l'argent (urétrite chronique, sonde d'argent au pôle positif, courant de 10 milliampères et pendant 10 minutes), le chlorure de zinc en solution au 100e, au pôle positif, 10 milliampères, 30 minutes (épithéliomas, verrues, etc.) (Bouchet, Donat), l'iodure 1 à 2 p. 100 (Brillouet) courant de 50 à 100 milliampères (rhumatimes chroniques, etc.); divers autres médicaments sont à l'étude.

L'ionothérapie est appelée à rendre service ; mais elle sera réservée aux spécialistes. Les médecins étrangers, anglais en particulier, lui doivent de nombreux succès et s'étonnent que la médication ionique soit si peu employée en France.

**Kéloïdes.** — Médication fibrolysique, voir p. 116.

**Labferment.** — Précipité obtenu avec la présure de caillette de veau. Dose, 0 gr. 30. Faire dissoudre dans un peu d'eau, ajouter du lait et boire aussitôt. Le lait est ainsi finement divisé et de digestion facile. La pegnine, conseillée par Comby, est un labferment.

**Laxatifs mucilagineux,** dits régulateurs de l'intestin. — Voir Thaolaxine, etc.

**Malaria.** — Médication arsénicale et colloïdale.

**Méningite.** — Pyocyanases. Médication colloïdale, autosérothérapie (Radman). Dans la méningite cérébro-spinale on emploie avec succès les sérums de

Dopter, de Flexner, Wassermann. Le sérum de Dopter, actif contre le microbe et ses toxines, se prépare par l'injection au cheval de cultures vivantes dans la peau et dans les veines. Les doses sont fort variables. On va de 10 centimètres cubes au-dessous d'un an jusqu'à 20 et 30 en répétant tous les jours.

On fait la ponction lombaire au lieu d'élection : latérale (entre 2 lames) ou médiane (entre les apophyses). Aiguille de 5 à 8 centimètres selon l'âge, d'un millimètre de diamètre. Retirer plus de liquide céphalo-rachidien qu'on ne doit injecter de sérum. Aussitôt après l'injection surélever le bassin. Des rechutes peuvent survenir, confirmées par le caractère louche du liquide céphalo-rachidien. Si le liquide est clair, à un nouvel examen, il s'agit d'anaphylaxie.

Le sérum abaisse la mortalité de 80 à 20 p. 100 et au-dessous.

**Ménopause.** — Médication ovarienne et thyroïdienne.

**Menthol.** — Dès 1901 nous avons eu à noter quelques cas d'asphyxie inquiétants dus à des onctions nasales de préparations mentholées chez le nourrisson.

On a signalé des cas du même genre en 1910 (Delille). On aurait tort de se priver, du moins chez l'adulte, de ce médicament dont l'utilité est bien démontrée : c'est ainsi que l'alcool mentholé, en inhalations, selon la méthode de Laurens, guérit certaines sinusites de la face. Il est bon toutefois de s'en tenir aux doses de 1 p. 100 en poudres et pommades car l'adulte est sujet à des accidents du même genre que ceux observés chez l'enfant : spasme laryngé, dyspnée ou état apnéique.

Au-dessous d'un an il vaut mieux se passer du menthol. Contre les accidents : flagellation, bains très chauds sinapisés, respiration artificielle, etc.

**Méthode de Guelpa.** — Diète absolue et eau de Janos pendant quelques jours. Voir page 159.

**Mutations lactées.** — Dans certaines formes d'eczémas de nourrissons allaités au sein, Variot conseille les changements successifs de lait. Le procédé nous a réussi.

**Myélites.** — Médication épidurale, voir p. 124.

**Myxœdème.** — Médication thyroïdienne efficace. Corps thyroïde, 1/4 à 1/2 lobe frais, extrait thyroïdien ou thyroïdine, 0 gr. 05 à 0 gr. 25 pendant 8 jours. Surveiller tachycardie, fièvre, suspendre et recommencer.

Iodothyrine, à 0 gr. 10 ; 1/2 à 2 comprimés par jour pendant 8 jours. Poudre sèche, doses en commençant par quelques centigrammes et avec intervalles de repos. Voir page 121.

**Opothérapie.** — Le principe général est dû à Brown-Séquard ; c'est la médication glandulaire suppléant à l'insuffisance anatomique ou fonctionnelle des glandes vasculaires sanguines. On emploie l'organe frais et il doit être très frais ; l'extrait liquide par macération de l'organe dans du sérum physiologique, glycériné et stérilisé (conservation 10 jours) ; la poudre se conservant plus longtemps. Les principes actifs de ces substances organiques sont déjà étudiés ou à l'étude.

*Opothérapie cérébrale.* — Transfusion nerveuse de Constantin Paul.

*Opothérapie digestive.* — On utilise l'extrait de muqueuse gastrique, le labferment, le suc gastrique naturel (Frémont, Hepp, etc.), l'extrait de la muqueuse intestinale, les diverses préparations hépatiques.

*Opothérapie hépatique.* — Très employée en ce moment sous la forme d'extrait biliaire, 0 gr. 40; d'extrait hépatique total,1 gramme par jour; de glycogène, même dose (Gilbert, Carnot, Laumonnier, Labbé, Lereboulet, etc.). Dyspepsies, cirrhoses, ictères, diabète, affections hépatiques. Voir *Diabète*, et p. 122.

*Opothérapie intestinale.* — Entérokinase, 0 gr. 25 à 0 gr. 40 en capsules de gluten. Dyspepsies et infections intestinales.

*Opothérapie mammaire.* — 1 gramme d'extrait ou de poudre. Agalactie et hémorragies utérines.

*Opothérapie médullaire.* — 100 grammes de moelle de bœuf ou de veau contre l'anémie grave, la leucémie, etc.

*Opothérapie osseuse.* — Extrait d'os frais. Nouvelle façon de faire prendre des phosphates avec indications de ces derniers.

*Opothérapie ovarienne.* — Extrait glycériné ou poudre sèche (0 gr. 50 à 1 gramme). L'injection d'extrait à la dose d'un centigramme. Conseillée dans l'âge critique, la dysménorrhée, et contre les troubles nerveux consécutifs à l'ablation ou au mauvais fonctionnement des glandes génitales. Les corps jaunes, véritables organes de sécrétion ovarienne, s'emploient en solution injectable à 0 gr. 02 par centimètre cube; en poudres, comprimés, etc., doses de 0 gr. 03 à 0 gr. 15. Par périodes de traitement d'une ou deux semaines, voir p. 122.

*Opothérapie pancréatique.* — Glande fraîche, 50 grammes par jour. Injections sous-cutanées d'extrait dans le diabète maigre et les maladies du pancréas. Voir p. 137.

*Opothérapie placentaire.* — 1 gramme dans l'agalactie.

*Opothérapie rénale.* — Rein en macération, par la bouche ou en lavement, ou néphrine fraîche en injections de 1 centimètre cube et en tablettes de 0 gr. 30, trois par jour.

Antitoxique dans les maladies du rein. Carnot et Lelièvre conseillent les reins frais de fœtus d'animaux (opoth. néphropoiétique).

*Opothérapie surrénale.* — Médication tonique, vasoconstrictive, hémostatique, antitoxique. 1 à 3 grammes de glandes fraîches, 0 gr. 30 d'extrait sec. Adrénaline, 1/2 milligramme dans du sérum. Traitement conseillé dans le diabète, la maladie de Basedow, dans les vomissements incoercibles, dans les hémorragies, l'hémophilie, les congestions locales, contre les hémorroïdes, etc., voir p. 118.

*Opothérapie testiculaire.* — Testicules de taureau, 1 centimètre cube. En injection, préparation diluée, 2 à 3 par jour, en lavement, 5 centimètres cubes, trois fois par semaine. Débilité, neurasthénie, tabes, etc.

*Opothérapie thyroïdienne.* — On emploie le corps thyroïde du mouton frais par fractions de lobes ou lobes entiers, en extrait glycériné et en poudre sèche. La thyroïdine, 0 gr. 10 à 0 gr. 30 ; la thyrénine, 0 gr. 04 à 0 gr. 10. Cette médication est incontestablement efficace dans le myxœdème. Nous la conseillons encore dans la croissance, dans la ménopause. Ses indications et ses essais thérapeutiques sont des plus variés. Dans l'obésité, avec une grande prudence, on peut l'associer à petites doses aux divers régimes. Les petites doses, de préparation de date récente, quelle que soit leur forme, semblent préférables, voir p. 122.

**Ostéomalacie.** — L'opothérapie surrénale mérite d'être tentée.

**Ovaires** (Ablation d'). — Contre les troubles consécutifs, opothérapie ovarienne méthodique avec intervalle de repos, voir p. 149.

**Paratoxine.** — (Lemoine et Gérard) Cholestérine et extrait de bile par l'éther de pétrole agissant comme antitoxique dans la tuberculose. Sur terrain arthritique, les effets de la paratoxine sont satisfaisants.

**Pneumonie.** — On a préconisé récemment le formiate de soude, les abcès de fixation, la médication colloïdale, etc., toutes ces médications comptent des succès. Chez l'enfant et chez le vieillard affaibli nous recommandons avec Oppenheim, Crépin, etc., l'huile camphrée à hautes doses, à 20 p. 100. Seibert en prescrit 12 centimètres cubes à la fois, les autres auteurs, 3 à 5 centimètres cubes toutes les deux heures. On peut ainsi dépasser 3 et 4 grammes de camphre, voir p. 123.

**Ponction lombaire.** — Utile au triple point de vue du diagnostic, du pronostic et du traitement, la ponction lombaire ne doit pas être considérée comme un moyen thérapeutique banal dans le genre des ventouses ou même de simples injections hypodermiques. Sous ces réserves, c'est dans les méningites et l'urémie qu'on l'emploiera le plus souvent. Après les précautions antiseptiques d'usage et une anesthésie locale facultative on utilise des aiguilles de 7 à 8 centimètres de longueur et d'un millimètre, ou un trocart muni d'un mandrin ; pour l'enfant il suffit d'un instrument de 5 centimètres environ.

Le malade, qu'on a mis au repos pendant un jour, est placé dans le décubitus latéral en position assise. La ponction doit se pratiquer un peu au-dessus et à droite de la quatrième apophyse épineuse, sur le milieu de la ligne qui joint les deux crêtes iliaques. On retire le mandrin ou le fil de l'aiguille. S'il y a un sérum ou liquide quelconque à injecter on retire une quantité légèrement plus grande de liquide céphalo-rachidien.

Pendant deux jours laisser le malade au lit, tête soulevée. La ponction lombaire est d'ailleurs d'un emploi très fréquent à l'hôpital où tout étudiant doit apprendre à la faire comme la thoracentèse.

**Proctolyse** (Murphy). — Nous parlons dans la première liste des médications des hormones péristaltiques contre la paralysie intestinale, surtout post-opératoire. En injection dans le rectum, goutte à goutte et à raison d'un litre par heure d'une solution saline, on dit cette méthode efficace.

**Puberté.** — La puberté évolue d'ordinaire sans accidents. D'après des idées nouvelles, il est bon de surveiller les attitudes vicieuses, le mobilier scolaire, l'éducation sexuelle, de conseiller la gymnastique rationnelle et respiratoire. On peut avoir recours à l'opothérapie mammaire et ovarienne dans quelques cas. (Voir tous détails dans le *Vade-Mecum* et les *Conférences d'Hygiène* du même auteur.)

**Radiothérapie.** — On utilise pour sélectionner les radiations des filtres d'aluminium de 3/10 de millimètre à 2 ou 3 millimètres permettant d'augmenter les doses sans crainte d'accidents. En plus des acquisitions connues, la radiothérapie a vu son application suivie de succès en 1910 et 1911 dans l'acné, l'hypertrichose, la tuberculose cutanée ganglionnaire et même osseuse.

Les résultats obtenus contre les néoplasmes superficiels et les nœvi sont de plus en plus remarquables.

Les affections de la moelle, enfin, bénéficient de cette méthode d'avenir. La radiothérapie appartient plus au spécialiste que la radiumthérapie, qui utilise non seulement des appareils, mais des produits médicamenteux dosables.

**Radiumthérapie.** — Le radium, découvert par Curie, a été d'abord expérimenté dans les cas où les rayons Rœntgen avaient déjà été employés avec ou sans succès.

Les Drs Strebel, Sequeira, Freund, Exner, ont fait de nombreuses expériences dans le traitement des métastases sous-cutanées, de carcinomes, de lupus, de psoriasis invétérés.

Le Dr Holzknecht cite plusieurs cas de guérison d'épithélioma de la peau et de télangiectasie.

Le Dr Strebel, voulant faire agir le radium seulement sur les processus morbides, a proposé l'introduction de la substance radioactive dans la pointe creusée d'un bâtonnet d'aluminium et d'enfoncer cette pointe dans la tumeur.

E. S. London a fait, à l'aide du bromure de radium, des expériences sur des aveugles, et il a trouvé que, lorsqu'on approchait ce produit de leurs yeux, ils devenaient un peu sensibles à la lumière et pouvaient acquérir un certain pouvoir visuel.

Se fondant sur des considérations théoriques et sur des expériences directes, Holznecht et Schwarz doutent cependant que la sensibilité de la rétine à l'action de la lumière puisse être augmentée par les rayons non réfrangibles du radium, opinion partagée par Crzellitzer et Marckwald.

L'action des rayons de radium sur les bactéries a été l'objet des études de W. Hoffmann, Pfeiffer et Friedberger ainsi que de Casassa ; il résulte des travaux de ces observateurs que les rayons de Becquerel, dans des conditions déterminées, arrêtent dans leur développement, ou même tuent entièrement, les bactéries du typhus, du choléra, du charbon, le staphylococcus pyogenes, aureus et albus, ainsi que le producteur de l'ozène, tandis que les bactéries du charbon, délayées dans un bouillon, ne sont pas attaquées.

Depuis ces dernières expériences, en quelque sorte préliminaires, la thérapeutique du radium a fait de grands progrès.

L'emploi du *rayonnement* a d'abord été utilisé.

Le traitement consiste en applications de sels de radium contenus dans des *boîtes métalliques à écran*. (Armet de Lisle), de *sels collés* sur une plaque métallique au moyen d'un *vernis* (Danne), de *toiles imprégnées* de sels radifères à forte activité, de simples *tissus* dans lesquels le radium est fixé (Jaboin), ou encore de *tubes* métalliques renfermant ce radium (Dominici).

Ces divers dispositifs constituent des appareils qui sont définis en *surface*, en *poids* et en *activité*. Un appareil d'activité 100.000 par exemple, est celui dans lequel chaque *centimètre carré* contient 1 *centigramme* de sel de radium *d'activité* 100.000. L'activité est donnée par rapport à celle de l'uranium métallique pris pour unité, si bien que le bromure de radium pur a pour activité deux millions. Les tubes sont définis par le poids et l'activité des sels radifères employés. Mais il convient encore de mesurer le rendement des appareils en différents rayons.

Le radium émet en effet trois sortes de rayons, les α les β et les γ. Les premiers sont les moins pénétrants, les γ sont, au contraire, ceux qui le sont le plus. On peut, par des écrans métalliques appropriés, arrêter les rayons α et même les rayons β *mous*. Dominici emploie les rayons γ et quelques β particulièrement *durs* dans la méthode qu'il a dénommé celle des rayons *ultra-pénétrants*. Wickham a recours aussi à différents *filtrages* et également à la méthode *dite* des *feux-croisés*, dans laquelle il peut agir en profondeur sans altérer la surface avec de fortes intensités radioactives. Les tubes se placent dans l'intérieur des cavités ou des tumeurs.

La technique est infiniment complexe (1).

L'action à la fois destructive et bienfaisante du

(1) Aussi toute la première partie de cet article s'adresse-t-elle bien plus au spécialiste qu'au praticien. Nous ne la donnons, dans cette première édition, que comme la mise au point d'une question toute nouvelle ; au contraire, la partie de l'article qui commence à la page suivante est d'un intérêt pratique plus général pour les médecins.

rayonnement a été étudiée histologiquement par Dominici et Barcat.

Danlos, Soupault, Beclère, Abbe, Williams, Davidson, Lassar, Blaschko furent les réels précurseurs de la radiumthérapie, qui fut appliquée scientifiquement depuis par Oudin, Verchère, Gaucher, de Beurmann, etc., et surtout mise au point par Wickham, Dominici, Degrais et d'autres encore.

Ces médecins ont obtenu des améliorations ou des guérisons, cas qu'ils ont publiés soit à l'Académie de Médecine, soit dans diverses sociétés savantes, dans le cancer sous diverses formes (tumeurs malignes, épithéliomas, néoplasmes, etc.), les chéloïdes et cicatrices vicieuses, les angiomes et nœvi pigmentaires, la tuberculose cutanéo-muqueuse, les affections gynécologiques, etc. Ils ont constaté aussi l'action analgésique du radium dans les prurits, les névralgies, les rhumatismes, les dermatoses inflammatoires chroniques prurigineuses.

L'émanation de radium donne des résultats dans les *maladies rhumatismales* et les *inflammations chroniques* : elle a une action bienfaisante sur les ferments, en particulier la pepsine et la pancréatine, (Bergell, Bickell, Jaboin) et sur l'élimination des sels uriques chez les goutteux et les rhumatisants (Lœventhal). Le Dr Jansem, de Copenhague, a constaté aussi ses effets, si bien que le professeur Albert Robin a pu dire, au Congrès de Physiothérapie de 1910, « que les eaux radioactives agissent de diverses façons et par de nombreuses propriétés, qu'elles exaltent les propriétés des ferments, favorisent les oxydations, la résolution des exsudats et la solubilisation des urates, augmentant ainsi les échanges organiques ».

L'eau radifère, au microgramme, agit sur la culture des staphylocoques ou des gonocoques, en raison des modifications produites sur le milieu (Wickham). On comprend son addition à l'oxygène naissant du perborate de sodium.

Les cellules muqueuses reçoivent, sous l'influence du radium, un coup de fouet qui stimule leurs propriétés végétatives et fonctionnelles (Delbet, Herrenschmidt et Mocquot).

La quinine radifère, expérimentée en France et en particulier à Madagascar, a vu ses propriétés très augmentées (Dr Le Pileur, professeur Rigaud, Tananarive). De même pour le mercure (association du mercure, de l'arsenic et du radium), pour le santal.

De nombreuses expériences ont été effectuées par les Drs Dominici, Faure-Beaulieu, Coyon, Chevrier, Bardet, Albert Robin, Renon et Marre, Chantemesse, pour ne citer que celles-là, avec les injections de radium insoluble.

Les expériences de Dominici ont donné d'une façon fréquente : 1° *La disparition* ou *l'atténuation des douleurs* accompagnant les *tumeurs malignes*, les *foyers infectieux profonds*, la *méningite tuberculeuse* ; 2° la *diminution* ou la *disparition* de l'*œdème inflammatoire* environnant les *tumeurs malignes* ou les *lésions tuberculeuses*, du *lupus*, de l'*adénopathie bacillaire* ; 3° dans quelques cas, un *abaissement notable*, au moins temporaire, de la température des malades atteints de tuberculose pulmonaire et le *relèvement de l'état général* de ces malades ; 4° la *régression des néoplasies bénignes* telles que les chéloïdes.

Chevrier a démontré que les injections de radium *augmentent le nombre de globules rouges*, améliorent et guérissent l'*anémie* (5 à 10 microgrammes toutes les semaines ou 1 microgramme tous les deux jours). Les *rhumatismes blennorragiques* et *l'arthrite*, les injections intra et périarticulaires sont extrêmement favorables à la dose de 20 à 40 microgrammes, et même de 5 à 10 microgrammes.

Les injections de sels de radium insolubles, à 5, 10, 20 microgrammes, activent aussi la *cicatrisation des plaies*.

MM. Renon et Marre, en constatant l'*action inoffensive* des injections de sulfate de radium, ainsi que leurs propriétés *analgésiques*, les ont employées souvent avec succès dans les cas suivants :

Comme analgésique : *disparition* et *atténuation* des *douleurs*, *tumeurs*, *névralgies*, *rhumatismes*, etc. ; dans les *maladies infectieuses* : *pneumonies*, *broncho-pneumonies*, *endocardites*, *fièvres typhoïdes*, etc., dans les *infections gonococciques* : *rhumatismes*, *arthrites*.

Le *radium insoluble*, préparé par Jaboin, est du *sulfate de radium pur*, obtenu au moyen d'une méthode spéciale, par *précipitation directe* dans un soluté isotonique ; *ce n'est donc pas simplement un sel de radium mélangé à un liquide quelconque*. Il n'est pas acide, par suite l'injection n'est pas douloureuse ; les particules sont tellement fines qu'elles n'apparaissent qu'au microscope. Ces qualités sont que l'emploi n'en offre aucun danger et ne détermine jamais d'*embolies*.

Les injections sont pratiquées · pour les *tumeurs* et les *lésions inflammatoires*, da[illegible] les *interstices des tissus* de la région malade ; pour la *méningite tuberculeuse*, dans le *canal rachidien* ; pour la *tuberculose pulmonaire* et les *états infectieux généraux*, en *injections intraveineuses*, dans le *système nerveux* ou tout simplement en *injections hypodermiques simples*.

Le radium soluble, employé par Wickham et Degrais, aux mêmes doses que le précédent, s'élimine facilement.

Enfin, MM. Haret, Danne et Jaboin ont introduit le radium dans l'organisme par l'*ionisation* (Académie des sciences, mars 1901) sans aucune nocivité pour les tissus vivants (Dominici, Haret et Jaboin, Société de Biologie), et le Dr Haret a démontré qu'on obtient une action sédative manifeste et favorable sur certaines tumeurs (Dr Béclère, Académie de Médecine).

**Reminéralisatrice et recalcifiante (Médication).** Voir formules, p. 176. — La seconde, conseillée par Ferrier, approuvée par la plupart des médecins, est basée sur l'étude des cas de guérison spontanée de la tuberculose. Il importe de neutraliser les acides de l'organisme et d'en introduire le moins possible dans l'alimentation. C'est dans ce but qu'il faut prescrire, une demi-heure avant les repas, des eaux de Saint-Galmier, Pougues, Saint-Nectaire, bicarbonatées calcaires fortes. On donne, en cachets, de 1 gramme à 1 gr. 50 de carbonate de chaux et de phosphate tricalcique ; voir formules, p. 177. Ferrier recommande de ne faire que trois repas, d'interdire les boissons alcooliques et les corps gras. Il faut préférer les viandes maigres, les œufs, les pâtes, les poissons, les purées.

Cette méthode est intéressante en pratique par sa logique et les résultats qu'elle donne dans certains cas ; les médicaments qu'elle utilise ont, de plus, cet avantage très appréciable de compter parmi les meilleurs antidyspeptiques. Or, en matière de tuberculose, aux périodes curables, respecter ou soigner l'estomac est un élément de succès dont on aurait tort d'oublier l'importance.

La médication recalcifiante de Ferrier est donc deux fois indiquée et toujours inoffensive, même chez l'enfant.

**Rénovatrice** (Médication). — La cure de réduction de Guelpa repose sur un principe vrai : la nécessité pour l'organisme d'éliminer, de temps à autre, avec plus d'activité qu'à l'ordinaire, ses déchets toxiques. L'auteur demande une diète absolue de deux à quatre jours et un purgatif abondant : huile de ricin, 50 grammes ou une bouteille de Janos. A renouveler plusieurs fois. Nous avons utilisé le régime de Guelpa dans le diabète et dans les auto-intoxications intestinales. Il semble préférable dans le diabète, dans le surmenage, etc., d'appliquer cette méthode avec moins de rigueur. Trop sévèrement suivie, elle provoque une dépression nerveuse dont les effets peuvent dépasser le but ; mais en dosant la médication rénovatrice, on abaisse aisément le chiffre de la glycosurie, ce qui peut avoir quelque intérêt (affaiblissement de la vue, opération chirurgicale, etc.). Dans les auto-intoxications intestinales, les résultats sont excellents et il ne saurait en être autrement. Dans l'arthritisme et l'obésité, le rhumatisme, il suffit aussi de doser cette médication.

**Sérum antivenimeux.** — On emploie le sérum du serpent ou le sérum de cheval traité, mais il n'est pas actif contre les morsures des vipères (Calmette).

**Sérums de la diphtérie.** — Nous n'avons pas à décrire l'emploi du sérum de Roux, ce traitement étant classique. Qu'il nous suffise de rappeler que les doses doivent être plus élevées qu'on ne l'enseignait au début.

Dans le sérum de Martin, les bacilles, ainsi que les toxines, sont en culture atténuée. On le délivre sous la forme de pastilles. C'est un complément utile du traitement ordinaire. Le sérum de Martin est encore indiqué chez les porteurs de germes et chez les convalescents.

**Sérum de la dysenterie.** — Injecter des doses suffisantes de sérum de Vaillant et Dopter, obtenu en immunisant des chevaux contre le bacille dysentérique. Accidents sériques : chlorure de calcium.

**Sérum de la méningite cérébro-spinale.** — Le sérum de Dopter est du sérum de cheval traité par des injections de cultures vivantes, dans la peau et dans les veines. Doses de 20 à 80 centimètres cubes et plus. 10 centimètres cubes chez les enfants de moins d'un an. Pour la préparation des sérums de Flexner, on utilise des cultures tuées, et ensuite des cultures vivantes, injectées comme le précédent, d'abord sous la peau, ensuite dans les veines. Voir p. 145.

**Sérum de la peste.** — Le sérum de Yersin préparé par culture du bacille dans le péritoine des cobayes, et inoculations en série au cheval, a surtout une action curative. On injecte le plus tôt possible 20 centimètres cubes à renouveler pendant plusieurs jours. Le sérum de Haffkine, cultures atténuées par la chaleur, a une action préventive assez marquée. Le sérum de Lustig contient les toxines du bacille.

**Sérum de la rage.** — Classique.

**Sérum de la syphilis.** — Les sérums et vaccins ne donnent pas des résultats suffisants. Voir pour la médication antisyphilitique les pp. 126 et 162.

## SYPHILIS

Comme abortifs, on a proposé l'hectine (Hallopeau) en injection sous-cutanée autour du chancre, la pommade au calomel de Mettchnikoff, avec 33 grammes de calomel, 67 grammes de lanoline et 10 grammes de vaseline, en frictions pratiquées aussitôt après le coït. Pour le traitement proprement dit, les procédés nouveaux se multiplient comme à plaisir. S'agit-il du traitement local, ce sont les pastilles, brindilles, disques, insufflations, emplâtres, vasogènes, qu'on nous préconise. S'agit-il du traitement général, même abondance de médicaments, sérums, etc. Il est à peine besoin de signaler, pour mémoire, l'antimoine, la pilocarpine, le cuivre, etc. ; la lutte se circonscrit bien nettement entre deux substances rivales, le mercure et à l'arsenic.

Parmi les préparations recommandées ou recommandables, l'atoxyl n'aura joui que d'une courte vogue. L'hectine, l'hectargyre, l'énésol, le Calomel Durot, etc., etc. conservent leurs partisans et nous pourrions citer plusieurs professeurs de la Faculté qui les emploient couramment.

« Le mercure est encore debout », a dit avec raison le professeur Gaucher. Dans la plupart des cas, les simples injections au biiodure de mercure, conseillées par Dieulafoy, peuvent donner à tout praticien les cures les plus heureuses. Le choix du sel varie avec le spécialiste : chaque produit peut compter des succès et des échecs.

Disons toutefois aux jeunes confrères de préférer pour les sels mercuriels solubles, les solutions faibles. Dans un cas grave, nous aimons mieux injecter trois ampoules d'un centigramme qu'une ampoule de 3 centigrammes. Nous devons, en passant, une mention au mercure colloïdal, 3 à 6 centimètres cubes par jour. (Claisse, Claude et Lhermitte).

L'efficacité du mercure, surtout quand existent des lésions spécifiques apparentes, est si peu mise en échec par les médications plus nouvelles, que les partisans du Salvarsan d'Ehrlich n'hésitent pas à compléter le traitement par de petites injections mercurielles.

Le Salvarsan, 606 d'Ehrlich, ou dichlorhydrate de diamidoarsénobenzol, ne mérite ni tout le mal ni tout le bien qu'on écrit chaque jour sur son compte. Et nous pourrions en dire autant de tous les produits allemands d'origine extracommerciale, qui nous arrivent précédés d'une réclame retentissante. Cependant, il y a lieu de remarquer que de nombreux médecins étrangers n'admettent pas nos critiques vis-à-vis de l'arsénobenzol. Son efficacité dans certains cas ne saurait être mise en doute : il faut donc s'attacher à préciser loyalement ses indications. En attendant, chaque fois qu'il y a lieu d'agir vite et de frapper fort, le Salvarsan doit être préféré au mercure, sous la réserve bien spécifiée par l'inventeur de la méthode, lui-même, que l'état du système nerveux et du système cardio-vasculaire ne contre-indique pas son emploi.

Au début, on utilisait des doses un peu fortes, ce qui est une faute grave chez les malades affaiblis ou dont le cœur, le foie et le rein peuvent faire craindre une intoxication par dose unique. On hésitait aussi entre la voie veineuse et la voie intramusculaire. La première seule paraît devoir s'imposer et l'injection sous-cutanée est abandonnée de plus en plus. Doses : 0,50 à 0,60 ; on obtient encore des résultats satisfaisants avec 0 gr. 30, 0 gr. 40 en renouvelant l'injection trois ou quatre fois tous les huit jours. Ehrlich conseille d'employer une première dose assez élevée et de diminuer ensuite. Dans les cas de contre-indications, des petites doses de 0 gr. 10 à 0 gr. 20 méritent d'être essayées.

La ponction de la veine se fait avec l'aiguille fortement penchée et en retirant légèrement après pénétration dans le vaisseau. On se sert d'une aiguille de 4 centimètres environ, de préférence carrée à sa base.

L'injection exige environ, pour 125 centimètres cubes, quatre minutes. Repos au lit ou sur une chaise longue un jour ou deux. Alimentation légère. Les injections veineuses ne sont pas douloureuses comme les injections musculaires (neutralisation mal faite, enkystement, intoxication par résorption après une seconde injection). On verse 20 centimètres cubes de sérum à 8 p. 1.000 dans une éprouvette spéciale avec la dose d'arsénobenzol. Quand la dissolution est parfaite, ajouter de la lessive de soude à 16 p. 1.000. C'est le temps difficile. Le nombre de centimètres cubes doit être égal au quart du nombre de centigrammes de 606. La coloration absinthe « purée » disparaît en versant la lessive de soude. Quand le précipité est dissous, il suffit d'ajouter 1 ou 2 centimètres cubes pour avoir une neutralisation parfaite. Voir p. 98 et p. 117.

Citons, pour terminer, l'ionothérapie, avec la solution de sublimé à 0 gr. 10 p. 100 de Leduc et les essais de sérothérapie de Québy (singe immunisé) : injections de 1 à 5 centimètres cubes et de 10 à 20 injections, de Pellizari (sérum de syphilitique), de Tommasoli (sérum d'animal), voir p. 126.

**Teignes.** — La radiothérapie constitue un progrès marqué dans le traitement des teignes.

**Tuberculine** de Koch. — Bacilles cultivés en bouillons glycérinés, réduits, concentrés. La tuberculine peut être préparée avec un bouillon alcalinisé avec ou sans centrifugation. La tuberculine de l'Institut Pasteur est une culture de bacilles de tuberculose aviaire stérilisée à 100°, concentrée au bain-marie au dixième également et filtrée. 1 centimètre cube du filtrat = 10 milligrammes. On débute par des doses extrêmement faibles, après dilution dans une solution de sel marin. 1/4 de centimètre cube de la solution de 1/2000e à 1/50e de milligramme (Renon, Guinard). Tous les six à huit jours, pendant plusieurs mois (1 à 8).

Les 17 tuberculines de Beraneck, d'$\frac{A}{512}$ à H s'injectent tous les trois jours dans la région thoracique ou abdominale. Répéter cinq ou six fois et passer à une solution plus diluée à la première réaction. Spengler injecte des tuberculines dérivées du bacille bovin ou humain, en tenant compte des propriétés antagonistes de ces bacilles. D'après Renon, il ne faut employer les tuberculines que sur certains malades, sur ceux qui ne font ni fièvre, ni poussées congestives. (Voir première liste).

## TUBERCULOSE ET SÉROTHÉRAPIE

Tous les sérums et vaccins tuberculeux, cités dans ce livre, ont à leur actif des résultats scientifiques intéressants.

On est surpris, toutefois, de remarquer la simplicité de chaque procédé. Il s'agit presque toujours *soit* du sérum d'un animal réfractaire, *soit* de toxines, *soit* de bacilles vivants ou morts, etc.

Ces recherches, dans un sens unique et préconçu, étaient indispensables au début. Il semble qu'aujourd'hui elles ne nous apprennent plus rien de nouveau. Le problème de la guérison de la tuberculose ne comporterait-il pas une sérothérapie plus complexe ?

Le sérum de Spengler nous apparaît, à ce point de vue, comme un des plus logiques, car il utilise à la fois les bacilles tuberculeux de l'espèce bovine et de l'homme. Le sérum de Beranek lui aussi est fort curieux. On ne peut nier que les analogies et les dissemblances des variétés humaine, bovine et aviaire de la tuberculose, compliquent singulièrement le problème, mais qui sait si la solution si ardemment attendue ne sortira pas de cette complexité même.

L'observation de la tuberculose animale nous fournit à ce sujet des éléments du plus haut intérêt. La phtisie frappe volontiers au sommet de l'échelle des êtres et elle se développe avec une prédilection marquée dans l'espèce humaine, choisissant ses victimes parmi les membres les plus affaiblis. *En dehors de l'expérimentation*, elle est inconnue, rare ou moins grave dans les espèces inférieures. Il faut donc admettre ou que la résistance du terrain diminue avec l'évolution de certains êtres perfectionnés, mais *dégé-*

*nérés* ou que le bacille de ces mêmes êtres a le privilège d'une exceptionnelle virulence. C'est la modification de cette virulence qui intéresse le bactériologiste. Par les procédés de laboratoire ou par les inoculations aux animaux réfractaires, on obtient des cultures atténuées, des toxines d'actions variées. Ne serait-il pas intéressant dans les études nouvelles, de pratiquer dans la série animale, soit en descendant, soit en remontant, des essais de sérothérapie qui, bénéficiant des faits acquis, seraient un peu moins simples. N'obtiendrait-on pas quelques données utiles par des passages successifs de cultures atténuées, de toxines variées et traitées par la chaleur et des substances chimiques (sels d'or, etc.), par l'emploi simultané ou successif des cultures et toxines et enfin en opérant sur les trois variétés de tuberculose bovine, humaine et aviaire ? Schématiquement on pourrait, par exemple, partir de l'animal réfractaire à toutes les tuberculoses, passer en insistant davantage sur des animaux réfractaires à une variété, comme le chien, par exemple, et revenir pour terminer aux espèces franchement tuberculisables et voisines de l'homme.

Les résultats de ces études, méthodiquement faites, tendraient naturellement à juguler une tuberculose expérimentale, de même qu'un vaccin doit rendre réfractaire à la tuberculose un animal reconnu comme parfaitement prédisposé. On aurait ainsi la première partie de la solution du problème. Déjà le vaccin chéloïdien paraît immuniser le cobaye.

Quant à la seconde partie du problème, son application à l'homme, rien de surprenant à ce qu'elle fût ajournée encore et pour un temps variable. Les raisons de ce temps d'arrêt possible et probable en sont faciles à comprendre.

Si les expériences portent sur une bacillose humaine au début, on peut toujours supposer que la guérison s'est produite spontanément ou par les moyens ordinaires et en dehors de toute action du sérum. Si les expériences portent, au contraire, sur des tuberculoses très graves, avec intoxication de l'organisme, cavernes pulmonaires étendues, un sérum même curatif, ne serait jamais assez efficace pour annihiler les poisons accumulés et reconstituer le parenchyme pulmonaire dans un organisme parvenu à la période ultime de la déchéance. Et qu'on ne prenne pas cette réflexion pour une simple boutade. Il se trouvera des expérimentateurs disposés à ne juger que sur des cas de ce genre les sérums que nous proposeront les savants.

Fort heureusement la vérité, ici comme en tout, se tient dans un juste milieu.

Quand, en pleine deuxième période de la tuberculose avec quintes de toux, fièvre moyenne, craquements nets, crachats bacillaires, cette toux, cette fièvre, ces craquements, ces crachats bacillaires seront supprimés chaque fois qu'on injectera un sérum donné pendant un temps assez court, l'immense majorité des médecins saura reconnaître, nul ne saurait en douter, le sérum qui guérit.

Mais encore une fois, les recherches nouvelles demandent, à notre avis, un peu plus de variété et une sérothérapie probablement plus complexe.

L'aviation, la plus belle des découvertes du monde, est née du moteur perfectionné qui synthétise les progrès scientifiques de l'humanité ; il est à souhaiter de même que la guérison de la tuberculose, la plus grave maladie du monde, naisse de la sérothérapie perfectionnée qui est aussi la synthèse de nos connaissances en médecine (1).

**Tympan** (Sclérose du). — Bains d'oreille avec une solution au 1/15 de thiosinamine. Pendant 20 jours injections de Michel, ni irritante, ni douloureuse.

| | |
|---|---|
| Thiosinamine .............. | 15 gr. |
| Antipyrine ................ | 7 gr. 50 |
| Eau distillée ............... | 100 gr. |

**Urémie.** — Voir p. 126. Dans un cas grave, avec crises épileptiformes par exemple, saignée, ponction lombaire, eau-de-vie allemande, injections de sérum glucosé. Continuer la révulsion par des ventouses scarifiées. Ces moyens employés isolément ou ensemble suivant les cas permettent d'obtenir des survies prolongées.

**Vaccin antigonococcique.** — Voir p. 112.

**Vaccin antityphoïdique.** — Autolysat de Vincent. Culture sur gélose, autolysée à 37° dans du sérum physiologique.

(1) A l'appui de cette opinion et avec la collaboration d'un des bons élèves de l'école d'Alfort, nous poursuivons une série de recherches dans la série animale. Nous ne publierons les résultats que s'ils le méritent et après contrôle ; convaincus que nos efforts et notre temps ne seraient pas perdus si nous parvenions à démontrer l'intérêt d'une sérothérapie plus complexe et l'utilité de modifier un peu l'orientation des recherches nouvelles.

## FORMULES COMMUNES AUX DEUX PREMIERS CHAPITRES

1° *Médicaments.*

**Adrénaline :**

Solution mère au 1000e :

| | |
|---|---|
| Chlorhydrate d'adrénaline ........... | 1 gr. |
| Chlorétone ......................... | 5 gr. |
| Soluté physiologique de chlorure de sodium. ................ Q. S. pour | 1000 cmc. |

**Amyloforme :**

| | |
|---|---|
| Poudre d'amyloforme .................... | 15 gr. |
| Poudre de talc.......................... | 15 gr. |
| Oxyde de zinc .......................... | 2 gr. |

**Anesthésine :**

| | |
|---|---|
| Anesthésine ...................... 5 à | 10 gr. |
| Dermatol ......................... 5 à | 10 gr. |
| Talc ................................ | 20 gr. |
| Amidon ............................... | 80 gr. |

Ou en pommade, 5 à 10 p. 100 ou suppositoire à 0,05.

**Antispasmine :**

| | |
|---|---|
| Antispasmine | 0 gr. 05 |
| Sirop de tolu | 15 gr. |
| Eau distillée | 45 gr. |

Par cuillerée à café, d'heure en heure (enfants de 4 à 5 ans).

Comby.

**Argyrol :**

| | |
|---|---|
| Argyrol | 3 gr. |
| Ichtyol | 10 gr. |
| Glycérine | 20 gr. |

Ou en pommade au 1/10 ou collyre à 0,40 p. 10.

**Aristochine :**

| | |
|---|---|
| Aristochine | 0 gr. 15 |
| Sucre de lait | 0 gr. 40 |

Pour 1 paquet.

A prendre avec cuillerée d'eau.

**Bromure de méthylatropine :**

| | |
|---|---|
| Bromure de méthylatropine | 0 gr. 001 |
| Camphorate de pyramidon | 0 gr. 30 |

Acide camphorique s'il y a lieu.

Pour 1 cachet. Contre les sueurs des phtisiques.

En collyre, 3 mgr. p. 10 ; en pommades, 5 mgr. p. 5 grammes.

**Camphorate de pyramidon :**

| | |
|---|---|
| Camphorate de pyramidon | 0 gr. 40 |
| Acide camphorique | 0 gr. 15 |

Pour 1 cachet.

**Chanvre indien :**

Extrait de cannabis indica .............. 0 gr. 01
Extrait de jusquiame .................. 0 gr. 03
Excipient ........................... Q. S.
Pour 1 pilule.
1 à 5 par jour.

**Chlorure de calcium :**

Chlorure de calcium .................... 4 gr.
Ergotine................................ 2 gr.
Sirop thébaïque ........................ 50 gr.
Hydrolat de cannelle ........ Q. S. pour 120 gr.

**Cryogénine :**

Cryogénine .......................... 0 gr. 50
A donner en une fois.

Prescrire des doses décroissantes, après effet obtenu, s'en tenir aux doses de 0 gr. 20 (adultes) et de 0 gr. 10 (enfants).

**Dermatol :**

Dermatol ........................ } àâ 0 gr. 30
Carbonate de chaux .............. }
Pantopon ............................ 1 cgr.
Pour 1 cachet.

**Dionine :**

Dionine : Sirop à 0 gr. 02 ; collyre à 0 gr. 10 p. 10.

**Ectogan :**

Huile de cade pure de genévrier .......... 5 gr.
Ectogan .................................. 3 gr.
Vaseline blanche ......................... 40 gr.

**Euquinine :**

| | |
|---|---|
| Euquinine | 0 gr. 10 |
| Antipyrine | 0 gr. 20 |
| Phénacétine | 0 gr. 10 |

**Formestones-Pérou :**

| | |
|---|---|
| Baume du Pérou | 10 gr. |
| Formestone | 40 gr. |
| Talc | 50 gr. |

(Bocquillon-Limousin.)

**Gui :**

| | |
|---|---|
| Extrait aqueux de viscum album | 0 gr. 05 |
| Tanin | 0 gr. 10 |

Pour 1 pilule.

**Helmithol :**

| | |
|---|---|
| Helmithol | 3 gr. |
| Eau | 150 gr. |

**Héroïne :**

| | |
|---|---|
| Chlorhydrate d'héroïne | Deux mgr. |
| Sulfonal ou Trional | 0 gr. 60 |

Pour 1 cachet.

**Lycétol :**

| | |
|---|---|
| Lycétol | 0 gr. 25 |
| Théobromine | 0 gr. 30 |
| Caféine | 0 gr. 05 |

**Péronine :**

| | |
|---|---|
| Péronine ............................ | 0 gr. 01 |
| Excipient ............................ | Q. S. |

Pour 1 pilule.
1 à 4 par jour.

**Quinate de lithine :**

| | |
|---|---|
| Quinate de lithine.......................... | 8 gr. |
| Benzoate de soude ....................... | 8 gr. |
| Tartrate neutre de soude ................ | 8 gr. |
| Sirop de limon............................ | 200 gr. |

1 cuillerée à café = 0 gr. 20 (de 2 à 5).
(Huchard).

**Salophène :**

| | |
|---|---|
| Salophène ............................ | 0 gr. 50 |
| Phénacétine............................ | 0 gr. 30 |
| Caféine ............................ | 0 gr. 03 |

**Stovaïne :**

| | |
|---|---|
| Stovaïne............................ | 0 gr. 15 |
| Glycérine ............................ | 15 gr. |

Ou, en insufflations :

| | |
|---|---|
| Stovaïne............................ | 0 gr. 10 |
| Sucre de lait ........................ | 0 gr. 30 |

**Thigénol :**

| | |
|---|---|
| Thigénol............................ | 10 gr. |
| Oxyde de zinc ..................... } àâ | 15 gr. |
| Baume du Pérou.................... } | |
| Onguent styrax ........................ | 30 gr. |

**Véronal :**

Véronal .............................. 0 gr. 25
Beurre de cacao ...................... 4 gr.

2° *Médications et Formules diverses.*

**Acné :**

Contre l'acné, Brocq conseille le régime des poudres de saturation, de l'eau très chaude, savonnage au savon naphtolé, eau-de-vie camphrée et la pommade suivante dont on varie les effets par la proportion de vaseline employée :

Naphtol β camphré .................. 0 gr. 30
Résorcine ............................ 0 gr. 20
Savon noir ........................... 0 gr. 20
Craie préparée ...................... 0 gr. 50
Soufre précipité ..................... 1 gr. 50
Vaseline pure ........................ 20 gr.

**Colique hépatique :**

Médication interne, et localement, emplâtres :

Extrait d'opium ......................
Extrait de belladone ................
Extrait de ciguë .....................
Extrait de jusquiame ................ } åå 2 gr.
Camphre ................................ 5 gr.

(Ramond.)

**Congestion hépatique, arthritisme, etc. :**

Formule d'un emploi courant :

Sulfate de soude .....................
Nitrate de soude .....................
Bicarbonate de soude................ } åå 2 gr.
Calomel, 0,01 pour 1 paquet.

A prendre avec un verre d'eau de Vichy préalablement tiédie.

**Crevasses, Engelures, etc. :**

| | |
|---|---|
| Bains | 3 gr. |
| Oxyde de zinc | 3 gr. |
| Glycérolé d'amidon | 30 gr. |
| Extrait thébaïque | 0 gr. 10 |

(Déléande.)

**Fissure anale :**

Bonne formule de Bardet.

| | |
|---|---|
| Orthoforme | 10 gr. |
| Vaseline | ââ 20 gr. |
| Oxyde de zinc | |
| Huile d'amandes douces | |
| Baume du Pérou | X gtes |

**Gargarisme de Lubet-Barbon :**

| | |
|---|---|
| Iode | 0 gr. 10 |
| KI | 0 gr. 25 |
| Sirop diacode | 60 gr. |
| Eau distillée | 250 gr. |

**Hémophilie :**

Nous avons, dans la première partie de ce chapitre, parlé de médications nouvelles qui sont applicables à l'hémophilie : Nobécourt et Tixier conseillent les petites doses. Ils injectent 3 ou 4 fois et tous les 2 jours, 3 centimètres cubes de :

| | |
|---|---|
| Peptone de Witte | 5 gr. |
| Chlorure de sodium | 0 gr. 50 |
| Eau distillée | 100 gr. |

Filtrer à chaud et stériliser à 120°. En lavement de 10 à 20 centimètres cubes chez l'adulte ; 5 à 10 chez l'enfant.

**Hyperhydrose :**

| | |
|---|---|
| Formol du commerce .......... | 25 à 100 gr. |
| Eau de Cologne .................... | 20 gr. |
| Alcool rectifié ........................ | 2 gr. 50 |

Pour 500 grammes de liquide.

*Médication minéralisatrice :*

**Formule de thériaque médicinale de Robin :**

| | |
|---|---|
| Chlorure de sodium.................... | 15 gr. |
| Chlorure de potassium .............. | 10 gr. |
| Phosphate de soude .................. | 13 gr. |
| Phosphate de potasse................ | 6 gr. |
| Glycérophosphate de chaux ........... | 1 gr. |
| Glycérophosphate de magnésie ........ | 1 gr. |
| Sulfate de potasse.................... | 1 gr. 50 |
| Carbonate de fer ..................... | 0 gr. 50 |
| Poudre d'hémoglobine ............... | 2 gr. 50 |
| Glycérophosphate de fer .............. | 15 gr. |
| Jaune d'œuf.......................... | 15 gr. |
| Lactose ............................. | 10 gr. |
| Caséine ............................. | 5 gr. |
| Poudre de fèves de Saint-Ignace ....... | 1 gr. |
| Poudre de rhubarbe .................. | 4 gr. |

Soit 100 grammes en 100 paquets, 3 à 6 par jour.

*Médication recalcifiante de Ferrier :*

Adultes :

| | |
|---|---|
| Carbonate de chaux ............... | āā 0 gr. 40 |
| Phosphate tricalcique .............. | |
| Chlorure de sodium .................... | 0 gr. 30 |
| Magnésie .............................. | 0 gr. 10 |

Pour 1 cachet.
2 à 3 par jour.

Enfants :

| | |
|---|---|
| Carbonate de chaux ............... | āā 0 gr. 25 |
| Phosphate tricalcique .............. | |
| Chlorure de sodium .................... | 0 gr. 15 |

**Inhalations de menthol :**

| | |
|---|---|
| Alcool à 90° .............................. | 100 gr. |
| Menthol .................................. | 5 gr. |

1 cuillerée à café pour inhalations par le nez, bouche fermée (Laurens). Sinusites, etc.

**Injections de lécithine :**

| | |
|---|---|
| Huile d'olive ......................... | 10 gr. |
| Lécithine ............................. | 0 gr. 50 |
| Gaïacol ............................... | 1 gr. |
| Eucalyptol............................ | 1 gr. |
| Menthol ............................... | 0 gr. 80 |
| Iodol.................................. | 0 gr. 10 |

(Roblot.)

Injecter 3 centimètres cubes, trois fois par semaine.

**Impetigo et Phtiriase :**

Pétrole ................................ } āā
Huile d'olive ........................ }

(Huet).

**Pommade nasale :**

Lanoline ................................ 10 gr.
Vaseline ................................ 10 gr.
Huile de vaseline .................. } āā 2 gr.
Collargol ........................... }

(Bourgeois.)

**Prurit, Urticaire, etc. :**

Pendant trois semaines prendre 3 cuillerées à soupe par jour de :

Lactate de calcium .................... 10 gr.
Eau distillée ........................... 200 gr.

(Bethmann.)

**Vulvite des jeunes filles :**

Protargol au 1/10, en badigeonnages, tamponnements et pansements au 1/100.

CHAPITRE III

# SPÉCIALITÉS PHARMACEUTIQUES

*Ce dernier chapitre comprend, comme les précédents, deux listes distinctes : La première est la liste descriptive d'un grand nombre de spécialités. La seconde est l'étude plus complète de quelques spécialités bien connues* (1).

*Cette dernière liste s'augmentera, à chaque édition, du nom des produits qui s'imposent à nous soit par la notoriété de la marque, soit par l'originalité, la logique ou l'intérêt pratique de la nouvelle préparation.*

*Pour la recherche d'un nom donné consulter, non la table des matières qui n'intéresse que les deux premiers chapitres, mais cette première liste qui est classée par ordre alphabétique. On y trouvera aussi, avec renvois à la page voulue, les spécialités plus longuement étudiées de la seconde liste.*

(1) En raison du caractère commercial des *spécialités* et aussi de leur grand nombre qui en interdit une expérimentation suffisante, le chapitre III ne peut avoir la rigueur scientifique des deux précédents; nous ne serions pas en droit de classer ces médicaments comme les autres médicaments non spécialisés ou comme les médications. C'est pour cela que nous avons groupé, dans la première liste *toutes* les spécialités connues de nous; la seconde liste est l'étude scientifique de *quelques* produits réputés. (Voir pages 180, 275 et la 2e page de garde).

## 1° PREMIÈRE LISTE

---

### Liste descriptive des Spécialités pharmaceutiques.

---

*Note de l'auteur.* — Voir détails dans les livres spéciaux. Pour ne pas faire double emploi avec ces livres, dans les éditions ultérieures, nous simplifierons de plus en plus, au lieu de la développer, la liste alphabétique générale. Et pour assimiler, dans une certaine mesure, le chapitre III aux deux autres, nous donnerons, au contraire, tous développements utiles aux spécialités décrites dans la seconde partie du chapitre, sous réserves exposées page 277.

**Acétate de théocine sodique** (Bayer, 52, rue Sedaine).

**Acide phosphorique Terrial** (39, boulevard Haussmann). — I à XL gouttes. Solution : 1 cuillerée à soupe = 1 gramme. Sirop, 1 cuillerée à soupe = 0 gr. 50.

**Adrénaline.** — Produit spécialisé sous des noms divers par plusieurs maisons de marque.

**Aconit** (Ecalle, rue du Bac, 38). — Aconitine moussette (Comar et Cie).

**Æthone.** — Voir deuxième liste.

**Agarase** (Klein, 113, rue du Temple, Paris). — Comprimés kératinisés d'agar-agar et de ferment lactique bulgare, régulateur des fonctions intestinales, 3 ou 4 comprimés aux principaux repas.

**Agurine** (Savé, 52, rue Sedaine).

**Air chaud.** — Voir deuxième liste.

**Airol Roche** (Hoffmann, La Roche et Cie, 21, place des Vosges, Paris). — Succédané de l'iodoforme. S'emploie en poudre sur les plaies, ou en pommades.

**Albine** (Usines Pearson, 11, place des Vosges, Paris). — Pâte dentifrice au peroxyde d'hydrogène dégageant de l'oxygène à l'état naissant.

**Albuminate de fer Laprade** (Collin et Cie, 49, rue de Maubeuge, Paris). — En liqueur, une cuillerée à bouche à chaque repas. En pilules, 2 à 3 à chaque repas.

**Aldogène, désinfectant** (15, rue d'Argenteuil).

**Alexine.** — Voir deuxième liste.

**Algarine Nyrdahl** — Voir deuxième liste.

**Algocratine** (Lancosme, 71, avenue d'Antin, Paris). — Cachets d'amidopyrazolone, névralgies : 1 à 2 cachets à une heure d'intervalle, au moment des douleurs.

**Alimentaires** (Spécialités médicales). — Voir deuxième liste.

**Alypine** (Bayer). — Anesthésique.

**Ammonol** (Chatelain, 207, boulevard Pereire, Paris). — Dérivé du goudron de houille.
Médicament analgésique : 2 tablettes trois fois par jour, surtout dans la dysménorrhée. Tablettes dosées à 0 gr. 30 d'ammonol.

**Ampoules.** — Voir deuxième liste.

**Amyleusulfase Collin** (49, rue de Maubeuge, Paris). — Injections 1 à 2 centimètres cubes pendant trois jours, tous les deux jours, ensuite jusqu'à dix, puis chaque semaine.

**Amylodiastase Thépenier.** — Voir deuxième liste.

**Amylogénase** (Chevretin-Lamatte, 24, rue Caumartin, Paris). — Levure d'assimilation de l'amidon, 1 à 2 comprimés après les repas.

**Aniodol** (32, rue des Mathurins). — Voir page 59.

**Anios.** — Solution-mère d'antiseptique, pour l'usage externe.

**Antalgol.** — Voir deuxième liste.

**Antiasthmatiques Barral** (Etablissements Fumouze, 78, rue du Faubourg-Saint-Denis, Paris). — Papier et cigares.

**Antiasthmatique** (Poudre) (Escouflaire). — Voir deuxième liste.

**Antiasthmatique** (Sirop Favrot, Ferré Blottière,

6, rue Dombasle). — 1 cuillerée à soupe avant les deux repas.

**Antiasthme Bengalais** (Fagard, 23, avenue de la Motte-Picquet, Paris). — Produits antiasthmatiques et menthol pur. Allumer et humer lentement la fumée.

**Anticalculose Chevreux** (Barbier, 1, place du Louvre, Paris). — A base de pariétaire, de frêne, de scille maritime, etc. Calculs du foie, des reins et de la vessie, gravelle, goutte et rhumatisme goutteux. Capsules, 6 à 12 par jour. Elixir et granulé : 1 à 2 cuillerées à bouche, trois fois par jour.

**Anticoqueluche Dubreuil** (Hautdidier, 37, rue Galilée). — Toluène, citrophène, acides cinnamique, café tannique. Au-dessous de 18 mois, 3 demi-cuillerées à café ; 2 à 7 ans, 3 à 5 cuillerées à café ; 7 à 10 ans, 4 cuillerées à dessert ; adultes, 3 cuillerées à potage.

**Antidiabétique du Dr Moreau** (3, rue du Départ). — 3 à 5 c. à b. 1 h. avant les repas.

**Antidote Chat** (89, av. Wagram). — Traitement des intoxications.

**Antigastralgique Winckler** (Midy). — Cocaïne, narcéine, pepsine. Elixir : 1 ou 2 cuillerées à bouche avant les repas ou au début des crises. Pilules : 1 ou 2, idem.

**Antikamnia** (Roberts et Cie, 5, rue de la Paix,

Paris). — Tablettes analgésiques, antipyrétiques, hypnotiques. Succédané de la morphine. Contre toute douleur : 2 à 8 dans les vingt-quatre heures.

**Antimoine Papillaud** (Gigon, 7, rue Coq-Héron). — 1 milligramme d'arséniate d'antimoine, 2 à 8.

**Antimucose Mariani** (41, boulevard Haussmann). — Contre l'entérite muco-membraneuse.

**Antipyrine Knorr** (Lejeune).

**Antisclérosine** (Krauss, 37, rue Godot-de-Mauroy, Paris). — Comprimés à base de chlorates, sulfates, carbonates et phosphates de soude, sels de magnésie et de glycérophosphate de chaux. Contre l'artério-sclérose : 2 tablettes, trois fois par jour.

**Antiseptiques Pearson** (40, rue Albouy). — Crésols, hydrocarbures, etc.

**Apiol Joret et Homolle** (Séguin, 165, rue Saint-Honoré). — Capsules à 0,20 centigr. ; 1 à 2 matin et soir.

**Archésine Trouette-Perret** (15, rue des Immeubles-Industriels, Paris). — A base des phosphates naturels des céréales.

Cachets : 2 à 3 par jour, aux repas.

Granulés : 2 à 3 cuillerées à café par jour, aux repas.

**Argacine** (Oliviero, 87, rue Denfert-Rochereau). — Cinnamate de gaïacol et arrhénal, 1 à 4 pilules.

**Argent Nyrdahl** (Landrin, 20, rue La Rochefoucauld, Paris). — Pommade à base d'argent colloïdal.

**Aristochine** (Bayer).

**Arrhéol.** — Voir *deuxième liste.*

**Arsacétine Duret** (28, avenue Marceau). — Injection intramusculaire de 5 centimètres cubes de la solution à 10 p. 100 ; deux jours par semaine, pendant dix semaines.

**Arsénoferratine** (Bousquet, 140, faubourg Saint-Honoré, Paris). — Association de l'arsenic avec la ferratine. En tablettes : 1 à 2 tablettes, trois à quatre fois par jour après les repas.

**Arsiquinine Lemaître** (Peloille, 2 rue du Faubourg-Saint-Denis, Paris). — Pilules contenant du chlorhydrate neutre de quinine et du méthylarsinate disodique. Enfants : 2 à 4 par jour. Adultes : 4 à 12 par jour.

**Arsycodile** (Leprince, 62, rue de la Tour, Paris). — Ampoules pour injections sous-cutanées : une par jour, par séries de 8, séparées par huit jours de repos.

**Arsyneurone Bourguignon** (112, rue de Paris, Le Havre). — Méthylarsinate disodique et glycérophosphate de chaux.

Granulés : 2 à 5 par jour aux repas.
Pilules : *idem.*

**Aseptauton Duret (606)** (28, avenue Marceau). — Voir deuxième liste.

**Aseptobiline** (Schmidt, 71, rue Sainte-Anne, Paris). — Dragées à base d'extrait de la bile apigmentaire et imputrescible. Dragées à 0,15, double enveloppe kératinisée. 4 à 8 par jour, en trois fois, aux repas. Constipation, cholémiectère.

**Aseptol Viel** (4, rue de Toulouse, Rennes). — Liquide coloré à base d'aldéhyde éthylmentholique. Antiseptique, une cuillerée à café par litre d'eau.

**Aspirine.** — Voir deuxième liste. (Vicario, 17, boulevard Haussmann). 0,50 par cuillerée à café de granulé.

**Asquirrol** (Poulenc, 92, rue Vieille-du-Temple).

**Asthmacônes Kugler** (46, rue de Moscou). — *Cônes* à base de substances antiasthmatiques et qu'on fait brûler à la manière des poudres similaires.

**Avanazol** (Couturieux, 57, avenue d'Antin, Paris). — Pommade à base de phospho-albuminate d'adrénaline. Contre le coryza. — *Avasine Couturieux*. Solution de phospho-albuminate d'adrénaline au millième. A l'intérieur, 10 à 30 gouttes par jour.
A l'extérieur, tampons ou badigeonnages.

**Azotyl** (Gaud, 50, rue Rennequin, Paris). — A base de sucs biliaires et spléniques, de cholestérine pure et d'essences antiseptiques. Ampoules pour injections sous-cutanées. Pilules kératinisées : 4 à 6 par jour dans la tuberculose.

**Bain Pennès.** — Pennès, 2, rue de Latran.

**Bain de Sierck** (30, rue de Londres). — Lymphatisme.

**Balsamol** (Lescène, Livarot, Calvados). — A base de narcéine, etc. Toux quinteuse et coqueluche. Enfants (depuis 6 mois) : 3 à 10 cuillerées à café.
Adultes : 3 à 5 cuillerées à soupe.

**Baume Bengué.** — Voir deuxième liste.

**Baume Duret.** — Voir deuxième liste.

**Baume Victor** (Hertzog, 26, rue de Grammont, Paris). — A base de camphre et d'ammoniaque. En frictions contre douleurs rhumatismales musculaires.

**Benzhermyl** (Aguettant, 36, quai Fulchiron, Lyon). — Ampoules de benzoate de mercure. Une injection deux fois par jour.

**Benzoate de lithine** (Le Perdriel).

**Benzoate de naphtol** (Fraudin). — Voir deuxième liste.

**Benzoiodhydrine Bruel** (38, rue de Paris, Colombes Seine). — Capsules contenant : benzoiodhydrine, acide benzoïque et chlore.
Adultes : 2 à 20 capsules par jour, aux repas.
Enfants : 1 à 6 capsules.

**Bétul-ol** (Midy). — Liniment à base d'essence de *Betula lenta*, de menthol et de chloral. Contre les douleurs articulaires, névralgies, etc.

**Biocalcose** (Chevretin-Lematte, 24, rue Caumartin, Paris). — Opothérapie osseuse. 1 à 3 cuillerées à café (adultes) ; 1 à 2 (enfants).

**Biodermyl monal** (26, boulevard de l'Hôpital). — 0,0025 de Hg. et 0,25 KI.

**Biogésine Rochard** (Sainte-Suzanne, Mayenne). — Phospho-mannitate de fer, manganèse, arrhénal, strychnine, 4 pilules au milieu des repas.

**Biolactyl Fournier** (Fournier, 26, boulevard de l'Hôpital). — En flacons et comprimés. Voir deuxième liste.

**Biophorine** (Girard, 48, rue d'Alésia, Paris). — Granulé contenant : extrait de noix de kola, glycérophosphate de chaux, extrait de quinquina, cacao vanillé, sucre ; 3 à 6 cuillerées à café par jour, au moment des repas.

**Biosine Le Perdriel** (11, rue Milton, Paris). — Granulé effervescent à base de glycérophosphate double de chaux et de fer : 2 à 4 mesures et plus au moment des repas.

**Biphosphate Odet** (Planche, boulevard de la Madeleine, Marseille). — Solution.

**Biscols Fraudin** (4, avenue Desfeux, à Boulogne, Seine). — Biscuits à base de charbon de peuplier et peroxyde de magnésium (dégageant de l'oxygène à l'état naissant). 1 à 4 (enfants) et 2 à 6 (adultes) aux repas.

**Bismutose** (Reinicke, 39, rue Sainte-Croix de la Bretonnerie).

**Blutine** (30, rue de Londres). — Farine non chocolatée.

**Boissel** (Potion, 6, cours de Cicé, Bordeaux). — Toux et coqueluche.

**Boldoïne Eparvier** (26, Grande rue Sainte-Claire, Lyon). — 1 à 4 cuillerées à café par jour de granulé.

**Boldo-Verne** (Grenoble). — Gouttes : XXX à C gouttes ; élixir : 4 cuillerées à café après les repas.

**Bols Guibert.** — Voir deuxième liste.

**Bonbons vermifuges Royer.** (A. Dupuy, 225, rue Saint-Martin, Paris). — Avec 0 gr. 02 de santonine et 0 gr. 01 de calomel : 1 à 6 selon l'âge ; à jeun de préférence.

**Boricine Meissonnier** (118, rue La Fayette, Paris). — Combinaison d'acide borique et de biborate de soude : 1 à 5 cuillerées à soupe de poudre par litre d'eau bouillie, ou en poudre sur les plaies.

**Bornyval** (Sevin, 4, rue Meslay, Paris). — Perles gélatineuses contenant 0 gr. 25 d'isovalérianate de bornéol. Indications de la valériane : 1 perle, trois ou quatre fois par jour.

**Boro-borax Vigier** (12, boulevard Bonne-Nouvelle, Paris). — A base d'acide borique et de borax. Antiseptique. 2 à 3 cuillerées à bouche par litre d'eau bouillie.

**Boues radioactives** (Jaboin, 29, rue de Miromesnil).

**Bougies** Chaumel, Raynal, Vigier, etc.

**Boveil** (cachets) (9, place des Terreaux, Lyon). — Amino-phéno-théine.

**Bov'hépatic** (Etablissements Fumouze, 78, rue du Faubourg-Saint-Denis, Paris). — Extrait liquide de tissu hépatique : 1 à 3 cuillerées à bouche par jour.

**Bravais** (Granulé) (130, rue Lafayette). — A base d'extrait de kola, coca, quinquina et glycéros.

**Broméine Montagu** (13, rue des Lombards, Paris). — A base de bibromure de codéine. Contre insomnie, toux nerveuse, névralgies. Sirop : 1 à 3 cuillerées à soupe par jour, loin des repas.
Pilules : 4 à 8 par jour.

**Bromiase Couturieux.** — Bromure de potassium, 0 gr. 30 ; d'ammonium, 0 gr. 26 et enzymes de la levure de bière, 0 gr. 10. 4 à 12 capsules

**Bromidia.** — Voir deuxième liste.

**Bromipine.** — Huile bromurée. (Merck, 57, avenue d'Antin).

**Bromocarpine** (Oliviero, 77, rue Denfert-Rochereau). — Sirop glycériné contenant : bromure de potassium, chlorhydrate de pilocarpine. Contre épilepsie, hystérie, chorée : 1 à 3 cuillerées à soupe.

**Bromo-Maisine** (Salle et Cie, 4, rue Elzévir, Paris).

— Globules avec 0 gr. 02 de brome-albuminoïde : 6 à 10 jusqu'à 30 par jour.

**Bromone Robin.** — Voir deuxième liste.

**Bromovose** (Brochard, 33, rue Amelot). — XL gouttes; KBr 1 gr. 40 à 300 gouttes : maladies nerveuses.

**Bromural Knoll** (Bousquet, 140, faubourg Saint-Honoré, Paris). — Combinaison de l'urée à l'acide isovalérianique bromé. Sédatif et hypnotique. 1 à 3 tablettes dans une infusion tiède.

**Bromures Laroze, Mure, Souffron, Clin.**

**Broséyl** (Châtelain, 207, boulevard Pereire). — Dragées contenant du brome à l'état colloïdal et des éthers du bornéol. De 1 à 6 dragées, selon l'âge.

**Bulgarine** (Thepénier, 2, boulevard des Filles-du-Calvaire). — Ferments lactiques bulgares. un verre à madère 1/2 h. avant les repas ou 2 comprimés.

**Bulles d'hordénine Lauth** (Pépin, rue du Quatre-Septembre, 9).

**Bureau** (Arrhénalithine) (52, rue de l'Orangerie). — Nucléinate de lithine et cacodylate de soude en ampoules. Arrhénal et lithine en gouttes et pilules.

**Cachets Charvoz** (12, rue Neuve, Lyon). — Quassine, cannabine, amers végétaux alcalinisés à 50 °/o par procédé spécial.

**Cachets de cascara Limousin** (Bocquillon, Limousin, 2 *bis*, rue Blanche, Paris). — 0 gr. 25. 1 à 2 au coucher.

**Cachets curatifs Puy** (2, rue Sainte-Claire, Grenoble) — 0 gr. 25 d'hypophosphite de gaïacol : 4 cachets par jour.

**Cachets du Dr Faivre** (Basset, à Tassin, près Lyon). — 2 à 4 par jour.

**Cachets du Dr Senoble** (Mainard, à Bonnétable, Sarthe). — Phénacétine, salol et caféine : 1 à 2.

**Cachets synergiques du Dr Bell** (10, place du Champ-de-Mars, Angoulême). — A base de plantes toniques et de produits physiologiques reconstituants.

**Caféine Houdé** (9, rue Dieu, Paris). — Granulé : 1 à 5 cuillerées à café par jour. Pilules (caféine et sulfate de quinine) : 2 à 4 par jour. Solution (*a*) : en injections hypodermiques ; (*b*) : par voie stomacale, 1 cuillerée à café dans 100 grammes d'eau. Vin (caféine et extrait de quinquina) : 2 à 4 cuillerées à soupe par jour.

**Califig** (Roberts et Cie, 5, rue de la Paix, Paris). — Sirop de figues de Californie avec un extrait de séné d'Alexandrie et aromatiques. Comme laxatif : demi à une cuillerée à soupe.

**Calomel Duret** (Huile au) 28, avenue Marceau. — En tubes spéciaux bouchés à l'émeri contenant

0,05 de calomel, 0,20 de gaïacolid et palmitine q. s. p. 1 cc.

**Camphrosol** (Société Fab. P. F.). — Vasogène au camphre.

**Capsules Berthé** (Champigny et Cie, 19, rue Jacob, Paris). — Chaque capsule (0 gr. 05 gaïacol) : 5 à 10 par jour.

**Capsules de benzo-iodhydrine** (Bruel, 38, rue de Paris, Colombes, Seine). — Adultes : 2 à 12 ; enfants : 1 à 4.

**Capsules Bonnefond** (Montagu, 13, rue des Lombards, Paris). — Contenant : créosote de hêtre, eucalyptol pur, pepsine extractive, iodure de codéine. 6 à 8 par jour, aux repas.

**Capsules Bruel** (38, rue de Paris, à Colombes, Seine). — Valérianate d'ammoniaque, alcool amylique et acide sulfurique. Contre migraines, coliques hépatiques et néphrétiques ; 3 à 10 en vingt-quatre heures.

**Capsules Cognet** (43, rue de Saintonge, Paris). — Eucalyptol absolu, créosote de hêtre, iodoforme. 6 à 8 par jour avant les repas.

**Capsules Dartois** (Freyssinge, 6, rue Abel, Paris). — (0 gr. 05 de créosote, 0 gr. 20 d'huile de foie de morue) 3 à chaque repas.

**Capsules Derbecq** (74, boulevard Beaumarchais,

Paris). — Grindelia robusta : 2 avant les deux principaux repas et 2 au coucher.

**Capsules Friant** (163, faubourg Poissonnière, Paris). — Créosotal bromoformé : 6 à 10 par jour.

**Capsules de Gonéine du Dr Fournier** (22, place de la Madeleine, Paris). — Essence de santal rectifié et résines de kawa-kawa : 8 à 12 par jour aux repas.

**Capsules Linarix** (Comar et Cie, laboratoires Clin, 20, rue des Fossés-Saint-Jacques, Paris). — 0 gr. 20 de myrtol pur. Dans la gangrène pulmonaire la pleurésie ; 6 à 8 par jour.

**Capsules Mathey-Caylus** (Comar). — A l'ichtyol et aux médicaments antiblennorragiques, etc.

**Capsules Pantauberge** (165, rue Saint-Denis, à Courbevoie). — Contenant : iodoforme, phosphate de chaux, créosote. 2 à 8 par jour.

**Capsules de quinine Pelletier** (Vial, 1, rue Bourdaloue). — Dosées à 0 gr. 10 de quinine.

**Capsules Raquin** (Etablissements Fumouze, 78, rue du Faubourg-Saint-Denis, Paris). — S'emploient à la dose de 3 à 12 par jour, sauf les capsules hydrargyriques qui s'emploient à la dose de 1 à 3 par jour.

**Capsules salolées Lacroix** (31, rue de Philippe-de-Girard, Paris). — De copahu salolé : 6 à 12 par jour. D'extrait de cubèbe salolé : 4 à 10. D'oléosalol Lacroix : 6 à 12. De santal salolé camphré : 4 à 10. De térébenthine salolée : 4 à 12 par jour.

**Capsules de santal Bretonneau** (Lancelot et Cie, 26, rue Saint-Claude, Paris). — 0 gr. 35 d'essence de santal par capsule. 6, jusqu'à 12, diminuer jusqu'à ce que l'on soit revenu à 6, jusqu'à guérison complète.

**Capsules tænifuges Limousin** (Bocquillon-Limousin, 2 *bis*, rue Blanche, Paris). — Contenant : extrait éthéré de rhizomes frais de fougère mâle, calomel à la vapeur. Adultes : 16 le matin à jeun, de 5 en 5 minutes.

**Capsules de Terpinol Gonnon** (14, rue Victor-Hugo, Lyon). — 0 gr. 10 de terpinol par capsule. 5 à 6 par jour.

**Carbovis** (7, rue La Bruyère). — Poudre de viande crue. Par cuillerée à soupe.

**Carnine Lefrancq** (Fumouze). — Par cuillerée à soupe.

**Carbonate de lithine.** — Le Perdriel, Merck, etc.

**Cascara Midy.** — En pilules, 1 à 2.

**Cascarine Leprince** (62, rue de la Tour, Paris). — Pilules (0 gr. 10 de cascarine) : 1 au milieu des deux principaux repas. Elixir (0 gr. 10 par cuillerée à soupe). — *Cascaricônes* : suppositoires à 0 gr. 10 de cascarine.

**Cataplasmes ouatés Langlebert.** — Voir deuxième liste.

**Céréalose Midy.** — Décoction sèche de graines de blé, orge, avoine. Biscuits à la céréalose.

**Cérébrine Coca-Théine** (Fournier, 21, rue Saint-Pétersbourg). — Coca-théine analgésique pausodun ; migraines, névralgies rebelles, règles douloureuses, cérébrine simple, bromée, bromo-iodée quinée, 1 à 3 cuillerées à dessert par 24 heures dans un peu d'eau assez loin des repas.

**Céroline** (Bousquet, 140, faubourg Saint-Honoré, Paris). — Pilules contenant le principe actif de la levure de bière. Enfants : jusqu'à 1 an : 1 pilule en quatre fois ; au-dessus d'un an : 1/2 à 1 pilule trois fois par jour.

Adultes : 1 à 3 pilules, trois fois par jour.

**Cétrarose** (Gigon, 7, rue Coq-Héron, Paris). — Solution d'acide protocétrarique dosée à 0 gr. 16 par centimètre cube. Anti-émétique et antidyspeptique : XX à XXX gouttes en une fois ; on peut aller jusqu'à CL à CC gouttes par jour.

**Charbon** (de Belloc, Champigny, 19, rue Jacob; Fraudin, 4, avenue Desfeux, Boulogne; Tissot, 34, boulevard de Clichy).

**Chaulmoogra** (Capsules de) Vigier.

**Chloral bromuré Dubois** (Duriez et Cie, 20, place des Vosges, Paris). — Chloral, bromure de potassium et écorces d'oranges amères. 1 à 6 cuillerées à café, à dessert ou à bouche, dans les vingt-quatre heures, suivant l'âge.

**Chloralose Bain** (43, rue d'Amsterdam, Paris). — Cachets (0 gr. 20 de chloralose : 1 au coucher.) Capsules (0 gr. 10) : 2 au coucher. Granulé effervescent (0 gr. 10 par cuillerée à café) : 2 cuillerées au coucher.

**Chloral perlé Limousin** (Bocquillon-Limousin, 2 *bis*, rue Blanche, Paris). — Dragées contenant 0 gr. 25 d'hydrate de chloral : 6 à 8 au coucher.

**Chloréthyle Bengué** 47, rue Blanche.

**Chlorhydropeptine** (Coirre, 79, rue du Cherche-Midi). — Préparation composée d'HCl de pepsine et de noix vomique. Par cuillerée à café.

**Choléine Camus** (Moulins, Allier). — Capsules glutinées à l'extrait inaltérable de fiel de bœuf, dosées à 0 gr. 20 de principe actif. Affections du foie. 4 à 5 capsules par jour après les repas.

**Choléokinase** (Duret et Raby, Marly-le-Roi, Seine-et-Oise). — Ovoïdes contenant les principes essentiels de la bile associés avec des traces de kinase active. 6 à 8 par jour jusqu'à 12; constipation et entéro-colite.

**Cidrase** (Couturieux). — Ferments de cidre. 2 à 6 comprimés.

**Cigares Gicquel** (64, rue des Tournelles). — Antiasthmatiques. 2 à 3 cigares au moment des crises.

**Cigarettes américaines Leroy** (Landrin, 20, rue La Rochefoucauld, Paris). — A base de poivre cubèbe et de *grindelia robusta* : 4 à 5 cigarettes au moment des crises.

**Cigarettes du Dr Cléry** (Chassin et Dumesny, 53, boulevard Saint-Martin, Paris). — Pin maritime, kasmych d'Egypte et sels minéraux : 4 à 5 au moment des accès.

**Cigarettes Escouflaire.** — A base de plantes anti-asthmatiques. 4 à 5 cigarettes. Voir deuxième liste.

**Cigarettes Espic** (Rouffilange, 20, rue Saint-Lazare, Paris). — 2 ou 3 au moment des crises.

**Cigarettes de respirator Maxim** (Trouette-Perret, 15, rue des Immeubles-Industriels, Paris). — A base de plantes anti-asthmatiques.

**Citarine** (Bayer). — Cachets de 1 gramme.

**Citrosodine Grémy** (16, rue de la Tour-d'Auvergne, Paris). — Comprimés dosés à 0 gr. 25 de citrate trisodique. Enfants : 3 à 4 et plus, deux à trois fois par jour. Adultes : 4 à 8.

**Coaltar saponiné** (Le Beuf, Bayonne). — Spécialité connue.

**Cocaïne** (Pastilles de) **Midy.** — Houdé.

**Codéine Berthé.** — Sirop et Pâte (Fumouze).

**Codoint** (Guillemoteau, 26, rue Richer). — Préparation à base d'huile de foie de morue, contre les maladies de la peau (odeur de l'huile masquée).

**Colchiflor** (Vial, 1, rue Bourdaloue, Paris). — Alcoolature de colchique sans principes drastiques. 6 capsules par jour, dans les accès de goutte aiguë.

**Colchy-sal Midy.** — A base de colchicine et d'essence de *betula lenta*, 8 à 12 par jour. Goutte et arthritisme.

**Collargol Couturieux, Midy, etc.** — 0 gr. 005 par ampoule, pommade, 15 p. 100.

**Colloïdaux électriques.** — Deuxième liste.

**Collo-iode** (Dubois, 7, rue Jadin, Paris). — Composé d'iodure de potassium, 20 gouttes = 1 gramme.

**Combrétine-Limousin** (Bocquillon-Limousin, 2 *bis*, rue Blanche, Paris). Extrait de *Combretum Rambaultie* du Sénégal. Maladies du foie : 20 à 60 gouttes par jour.

**Comprimés Bourguignon** (112, rue de Paris, Le Havre). — Contenant : carbonate d'ammoniaque et bicarbonate de soude, contre hyperacidité gastrique : 1 à 3 comprimés, deux ou trois fois par jour.

**Comprimés de Châtel-Guyon Gubler** (Société des Eaux minérales de Châtel-Guyon, 1, rue Rossini, Paris). — Chlorure de magnésium, sulfate de soude. 8 comprimés pour un demi-verre d'eau.

**Comprimés Rogé-Cavaillès** (9, rue du Quatre-Septembre, Paris). — A divers médicaments.

**Comprimés de Vichy-Etat** (Prunier, rue de la Tacherie). — 3 à 5 par verre d'eau.

**Comprimés solubles Vicario** (17, boulevard Haussmann). — Arséniate de fer, calomel à 0 gr. 01, 0 gr. 02 et 0 gr. 05 ; héroïne à 0 gr. 005 ; ipéca, méthylarsinate de soude à 0 gr. 01, podophyllin, poudre de Dower, santonine, strychnine. Assimilation rapide.

**Condurango granulé Astier** (72, avenue Kléber, Paris). — A base de condurango. 2 à 4 cuillerées à café par jour.

**Conicine Guilhermond** (131, rue de Vaugirard). — Globules et Baumes (Ciguë).

**Convallaria maialis Langlebert** (Adrian, 9 et 11, rue de la Perle, Paris). — Granules : 4 par jour. Sirop : 2 à 3 cuillerées à soupe par jour.

**Crayons médicamenteux** (Chaumel, Vigier et Fumouze, Reynal). — Crayons intra-utérins. Se préparent de nombreux médicaments.

**Créocithine Freyssinge** (6, rue Abel, Paris). — Ampoules contenant : acide valérianique, camphre, créosote, lécithine. Une injection d'une ampoule tous les deux jours.

**Créosal** (Dubois, 2, rue Lagelbach).

**Créosocônes Kügler** (46, rue de Moscou, Paris). — Suppositoires (0 gr. 25 à 0 gr. 50 et à 1 gramme de créosote). 2 à 4 suppositoires.

**Créosoforme granulé Brissonnet** (141, rue de la Tour, Paris). — Combinaison de créosote et de formol. 1 à 3 cuillerées à café par jour.

**Crêpe Velpeau** (7, rue de Jouy).

**Crésyl-Jeyes** (Produits sanitaires, 35, rue des Francs-Bourgeois).

**Cryogénine Lumière** (Voir deuxième liste).

**Cuscutine Foulon** (4, faubourg Poissonnière, Paris). — Extrait hydroalcoolique éthéré de la cuscute du lin. Voir deuxième liste.

**Cyanure de mercure indolore** (Duret, 28, avenue Marceau).

**Cypridol du Dr Chapelle** (1, rue Bourdaloue). — Huile, capsules, ampoules au biiodure de mercure.

**Dentifrices.** — Bobeuf, Girard, Gigon, Rohais, Vicario, Vigier.

**Diabétine.** — Sucre pour diabétiques (Defresne).

**Diachusine** (Len[illegible] à Nomény, Meurthe-et-Moselle). — A base de résorcine, tanin, salol, fleur de soufre, chlorate de soude, acide salicylique, etc. Contre les tumeurs, en poudre, solution et vernis.

**Dialyl.** — Voir deuxième liste.

**Diasténine Grémy** (16, rue de la Tour-d'Auvergne, Paris). — Principe actif de la glande interstitielle du testicule. Ampoules : une injection intra-musculaire tous les deux jours. Goutte : 30 à 40, deux ou trois fois par jour, aux repas. Pilules : 5 à 6 par jour, aux repas. Sirop : 2 à 3 cuillerées à soupe.

**Digalène** (Hoffmann, La Roche et Cie, 21, place des Vosges, Paris). — Solution de digitoxine. 1 à 4 centimètres cubes par jour au maximum, par la bouche, le rectum, en injections sous-cutanées ou intra-veineuses.

**Digestif Capmartin** (Barbey, 1 *bis*, quai aux Fleurs, Paris). Contenant : pepsine médicinale, papaïne, acide chlorhydrique, chlorhydrate de cocaïne, un verre à liqueur à la fin de chaque repas.

**Digitale.** — Deuxième liste. Sirop de digitale de Labelonye.

**Digitaline.** — Voir deuxième liste.

**Dionine Merck** (Bousquet, 140, faubourg Saint-Honoré, Paris). — Ampoules injectables. Pâtes du Dr Bousquet, une vingtaine par jour. Sirop du Dr Bousquet contenant par cuillerée : dionine Merck, 0 gr. 01 ; bromoforme, II gouttes ; alcoolature de racines d'aconit, VI gouttes ; adultes : 4 à 8 cuillerées à bouche ; enfants : 1 à 4 cuillerées à bouche. Tablettes du Dr Bousquet, 0 gr.02 de dionine.

**Disques Tulasne** (Tulasne, 17, rue Cadet). — Pansements de l'estomac, ulcère, hyperacidité.

**Diurène** (David-Rabot, Courbevoie). — A base d'adonis vernalis, tonique cardiaque et diurétique.

**Dragées anti-nerveuses Rogé** (Rogé-Cavaillès). — 0 gr. 10 de valérianate d'ammoniaque par dragée. 4 à 6 par jour.

**Dragées Bengué, Dubourg.** — Deuxième liste.

**Dragées Blottière** (Ferré, Blottière et Cie, 6, rue Dombasle, Paris). — Paraacétylphénétidine. Contre dysménorrhée, âge critique, etc. 2 à 6 par jour.

**Dragées de Bondonneau** (Société des Eaux Minérales, 30, rue de Londres, Paris). — Aux iodures natifs de potassium et de sodium, 4 à 6 dragées par jour.

**Dragées Briss.** — Oxalate de fer et quassine.

**Dragées Cabanès** (17, rue Cadet, Paris). — Biiodurées hydrargyriques (biiodure de mercure, 0 gr. 005 et iodure de potassium, 0 gr. 25). Dragées iodurées, 0 gr. 25 d'iodure de potassium).

**Dragées Cognet** (43, rue de Saintonge), — Oxalate de fer et quassine.

**Dragées Demazières** à la cascara (Deglos, 131, rue de Vaugirard).

**Dragées de fer** (Trouette). — Albuminate de fer et manganèse, 2 à 6.

**Dragées Fernel.** — Voir plus loin.

**Dragées ferro-ergotées Mannet** (à Loudun, Vienne). — Contenant : ergot de seigle et citrate de fer ammoniacal ; 2 à 5 par jour.

**Dragées Gélineau** (Mousnier et Cie, 26, rue Houdan, Sceaux). — A base de bromure de potassium, d'arsenic et de picrotoxine. Contre hystérie, épilepsie, chorée et accidents de la menstruation. 2 à 5 par jour, aux repas.

**Dragées de Gélis et Conté.** — Voir deuxième liste.

**Dragées de Gille** (Girardet et Cie, 73, rue Sainte-Anne, Paris). 0 gr. 05 de protoiodure de fer par dragée. 2 à 8 par jour. Sirop 0,10 par cuillerée à soupe.

**Dragées Hecquet** (Montagu, 13, rue des Lombards). — Sesquibromure de fer, 4 par jour.

**Dragées Mariani** (41, boulevard Haussmann, Paris). — Contenant : Malate de fer et carbonate de manganèse, 4 par jour.

**Dragées Pautauberge** (165, rue Saint-Denis, à Courbevoie). Contenant : soufre doré d'antimoine, chlorhydrate de morphine, extrait de belladone. Contre la toux, 6 par jour, à partir de 13 ans seulement.

**Dragées de la reine du fer** (Société des Eaux minérales, 30, rue de Londres, Paris). — A base des sels naturels de la source la « Reine du fer » à Antraigues (Ardèche).

**Dragées Saint-André** (Mayniel, 85, rue Turbigo, Paris). — Contenant : colchicine pure, 1/10 de milligramme ; carbonate de lithine, 0 gr. 10 ; benzoate de lithine et salicylate de lithine, 0 gr. 10, 4 à 8 fois par jour. Goutte, rhumatisme.

**Dragées toni-cardiaques Le Brun** (Flacon et Barbé, 50, faubourg Montmartre, Paris). — A base de strophantus, caféine, spartéine, iodoforme. 3 à 6 par jour.

**Duotal** (Heyden).

**Dupont** (antiglycol) Brouet, 17, rue Lagrangé. — Antidiabétique, 1er mois, 3 par jour; 2e mois, 2 par jour; 3e mois, 1 par jour. (Cachets).

**Dyspeptine Hepp.** — Deuxième liste.

**Eau antileucorrhéique Blottière** (Ferré, Blottière et Cie, 6, rue Dombasle, Paris). — Contient du bichromate de potasse et de l'hypochlorite de soude. 1 cuillerée à café dans 250 grammes d'eau bouillie pour injections vaginales.

**Eau de Léchelle.** — Hémostatique (Seguin).

**Eau de mer** (Paillard et Ducatte, Chevretin et Lematte, etc.).

**Eau de Suez** (Béral).

**Ektogan** (Cie des peroxydes, 2, rue Blanche).

**Elatine Bouin** (Fagard, 23, avenue de la Motte-Picquet, Paris). — Préparation balsamique à base d'extrait de sapin de Norvège. Par cuillerée à café ou 2 ou 3 cuillerées à soupe plusieurs fois par jour.

**Electrargol.** — Electraurol, etc. Voir deuxième liste.

**Elixir antibacillaire Dupeyroux** (56, rue Notre-Dame-des-Champs, Paris). — Contenant : créosote, 0 gr. 01 ; glycérophosphate de chaux, 0 gr. 50 ; iodo bi-sublimé, 0 gr. 01 ; tanin de la noix de galle, 0 gr. 10. 1 cuillerée à soupe à la fin des repas.

**Elixir antiglaireux** du Dr Guillé (Gage, 9, rue de Grenelle). — Jalap et turbith, 3 cuillerées à soupe le matin, comme purgatif.

**Elixir Bonjean** (Dussuel et Faure, 26, rue des Petits-Champs, Paris). — A base d'éther associé à la menthe, aux zestes d'oranges amères, au cachou et à diverses essences. Contre la gastralgie et les troubles digestifs. 1 verre à liqueur après les repas.

**Elixir Boveil** (9, place des Terreaux, Lyon). — Contenant : pepsine, diastase, éther pur, élixir parégorique, 2 à 5 cuillerées à bouche par jour.

**Elixir Bravais** (Degrauwe, 130, rue Lafayette, Paris). — Contient : curaçao de Hollande, essence de coca, caféine, théobromine, benzoate de soude, vanilline, guaranine. 2 à 3 verres à liqueur par jour.

**Elixir Deret.** — Voir deuxième liste.

**Elixir Duret.** — Voir deuxième liste.

**Elixir eupeptique Tisy** (Baudon).

**Elixir ferro-ergoté Mannet** (à Loudun, Vienne). — Contient : ergot de seigle, citrate de fer ammoniacal. 2 à 5 cuillerées à café par jour.

**Elixir Grez.** — Deuxième liste.

**Elixir Houdé.** — Cocaïne, pepsine et pancréatine. 1 à 3 cuillerées à soupe.

**Elixir Mariani** (41, boulevard Haussmann, Paris). — Coca, 1 verre à liqueur après chaque repas.

**Elixir de Mialhe** (8, rue Favard). — Pepsine (Petit et Mialhe).

**Elixir Pausodun** (Fournier, 21, rue de Saint-Pétersbourg, Paris). — A base d'élixir parégorique, d'éther, etc. 1 à 3 cuillerées à café dans infusion aromatique.

**Elixir de pepsine** (Catillon).

**Elixir polybromuré Yvon** (5, rue de la Feuillade, Paris). — Contient : bromure de potassium, de sodium et d'ammonium avec amers et toniques. 1 ou 2 cuillerées à café, jusqu'à 3 cuillerées à bouche.

**Elixir Rabuteau** (Comar et Cie, laboratoires Clin, 20, rue des Fossés-Saint-Jacques, Paris). — 0 gr. 10 de protochlorure de fer par cuillerée à soupe. 1 cuillerée à soupe à chaque repas.

**Elixir toni-formique Roussel** (10, rue de Washington, Paris). — 0 gr. 50 de formiate de soude par cuillerée à dessert. 1 à 3 cuillerées à café, à dessert ou à soupe, suivant âge, au début des repas.

**Elixir Virenque** (Deglos, 131, rue de Vaugirard,

Paris). — A base de pepsine, diastase et cocaïne. 1 à 2 verres à liqueur à chaque repas.

**Elixir Zidal** (Omnès, 11, rue Gay-Lussac, Paris). — 0 gr. 50 de formiate de soude par cuillerée à bouche. 2 à 6 cuillerées à bouche par jour.

**Emplâtres Vigier** (boulevard Bonne-Nouvelle).

**Emulsion Defresne** (Macquaire, 142, rue du Bac). — Huile de foie de morue et pancréatine.

**Emulsion Marchais.** — Voir deuxième liste.

**Emulsion Scott.** — Voir deuxième liste.

**Enazyme Garde.**

**Endocrisines.** — Extraits totaux glandulaires. — (Fournier, 26, boulevard de l'Hôpital.)

**Energétènes.** — Voir deuxième liste.

**Enésol.** — Voir deuxième liste.

**Entérokinone de Chaix** (10, rue de l'Orne, Paris). — Pilules dosées à 0 gr. 20 d'entérokinone (extrait de la macération des muqueuses du duodénum et du jéjunum du porc). 2 à 4 pilules avant les repas.

**Entérozyme Chevretin-Lamatte** (24, rue Caumartin, Paris). — Ferment bulgare, cultivé sur bouillon de malt. 1 verre à madère avant les deux principaux repas.

**Epoqualine François** (2, rue Montesquieu, Lyon). — A base d'alcoolatures d'armoise, d'anémone et d'hamamelis. 1 à 4 cuillerées à soupe par vingt-quatre heures

**Ergotine Bonjean.** — Voir deuxième liste.

**Ergotinine Tanret** (14, rue d'Alger). — 1 cc.=0,001 d'ergotinine (injecter par fraction). Sirop = 1/4 milligramme d'ergotinine par cuillerée à café.

**Ergotine Yvon.** — Voir deuxième liste.

**Erséol Prunier** (Chassaing et Cie, 6, avenue Victoria, Paris). — Cachets (0 gr. 25 de sulfo-salicylate de quinoléine pur). Douleurs rhumatismales, etc. 4 cachets dans les vingt-quatre heures.

**Ether amyl-valérianique Bruel.** — 8 à 10 capsules par jour.

**Eucalyptine Lebrun.** — Voir deuxième liste.

**Eucalyptol Cognet.**

**Eucalyptol Ramel.**

**Eugéine Prunier** (Chassaing). — Granulé avec 0 gr. 10 de phospho-mannitate de fer par cuillerée à café. 3 à 4.

**Eukinase** (Carrion et Cie, 54, faubourg Saint-Honoré, Paris). — Extrait de la muqueuse duodénale du porc. Capsules, granulé : 10 capsules ou 10 doses de granulé au commencement de chacun des deux principaux repas. 2 à 4 capsules ou doses quand l'effet digestif est obtenu.

**Eumictine** (Leprince). — Salol, santalol, urotropine. 6 à 10 capsules.

**Euonymine** (Thibault, 76, rue des Petits-Champs).

**Eupeptique Monavon** (Vacheron, 4, avenue Valoud, Sainte-Foy, près Lyon). — Liqueur contenant : pepsine, diastase, kola sans tanin, chlorhydrate de cocaïne. 1 ou 2 verres à liqueur à la fin de chaque repas.

**Euphorine du Dr Chaboud** (Dussuel et Faure, 26, rue des Petits-Champs, Paris). — Succédané de l'antipyrine. 1 cuillerée à soupe au moment des crises, 1 autre vingt minutes après. Au-dessous de 6 ans, une cuillerée à café.

**Europhène.** — Bayer.

**Eusémine** (Bayard, Chemical-Company, 42, rue du Marché, Neuilly). — Ampoules pour injections sous-cutanées (1 centimètre cube d'eusémine renferme : chlorhydrate de cocaïne à 0 gr. 0075 et chlorhydrate d'adrénaline à 0 gr. 00005).

**Euskol** (40, rue des Acacias). — Désinfectant en briquettes.

**Exalgine Defresne** (Macquaire, 142, rue du Bac, Paris). — Cachets (0 gr. 10 d'exalgine) 1 à 3 par jour.

**Extrait de céréales Adrian** (9 et 11, rue de la Perle, Paris). — Avec graines de blé, orge, seigle, avoine, maïs et sarrazin. Adultes : 4 cuillerées à soupe par jour. Enfants : 4 cuillerées à dessert.

**Extrait de fougère de Secrétan.** — Secrétan.

**Extraits opothérapiques.** — Voir deuxième liste.

**Farines lactées.** — Galactina (Société des Eaux minérales), Nestlé, Phosphatine Falières, etc.

**Fer** (Peptonates de). — Voir deuxième liste.

**Fer Glasser** (Coirre, 79, rue du Cherche-Midi, Paris). — Ampoules pour injections hypodermiques (0 gr. 03 de cacodylate de fer par centimètre cube). Granules, 0 gr. 025 de cacodylate de fer par granule) : 2 à 10 en vingt-quatre heures. Liqueur (0 gr. 01 de cacodylate de fer par goutte) : X à XXV gouttes.

**Fer injectable Roussel** (Mousnier et Cie, 26, rue Houdan, Sceaux). — 1 centigramme de chlorure double de fer et quinine par centimètre cube. 1 à 4 centimètres cubes par jour.

**Ferments lactiques.** — Voir p. 75.

**Ferments digestifs** Chaix, Coirre, etc.

**Ferment de raisins** de Jacquemin (Malzéville, près Nancy). — 2 verres à liqueur par jour.

**Fer Quévenne** (Genevaux, 16, rue des Beaux-Arts,

Paris). — Fer réduit par l'hydrogène. Poudre. Dragées (0 gr. 05). Pastilles chocolatées (0 gr. 025). 0 gr. 10 par jour.

**Feroxal** (Buisson et Cie, 16, rue Emile-Raspail, à Arcueil, Seine). — Protoxalate de fer en granule, (0 gr. 10 par cuillerée à café). 1 à 4 par jour.

**Ferratine** (Bousquet, 140, faubourg Saint-Honoré, Paris). — Combinaison ferro-albuminique ; tablettes dosées à 0 gr. 25 : 2 tablettes, trois à quatre fois par jour, après les repas.

**Ferricodile** (Leprince, 62, rue de la Tour, Paris). — Ampoules injectables (0 gr. 50 de cacodylate ferrique). Une injection pendant huit jours, repos et reprise des injections.

**Ferropirine Knoll** (Buchet).

**Ferrosomatose** (Bayer).

**Ferrovose** (Brochard, 33, rue Amelot). — Comprimés dosés à 7 milligrammes de fer organique. 1 à 3 avant les repas.

**Ferroxyline Eparvier** (26, Grande-Rue, Saint-Clair, Lyon). — Ouate hémostatique et aseptisée, à base de fer et d'antipyrine.

**Fibrolysine** Merck.

**Figadol** (Vivien, 126, rue Lafayette, Paris). — Vin, capsules. 1 cuillerée à soupe de vin ou une capsule par jour.

**Fixine Grémy.** — Lactate d'alumine. 1 cuillerée à café après les repas (1 gramme par cuillerée à café).

**Fluène** (Landrin, 20, rue La Rochefoucauld, Paris). — Dérivé de la théobromine. 1 à 3 cuillerées à café.

**Fluid Listérol** (Logeais, 37, rue Marceau, Paris). — Antiseptique (acides formique, benzoïque, borique, salicylique et résorcinate de thymol). 1 cuillerée à soupe par litre d'eau.

**Formagnol Bouty** (1, rue de Châteaudun, Paris). — A base de formiate de soude. Ampoules injectables : 1 par jour.

Gouttes : 40 par jour.

Granulé : 2 grammes par vingt-quatre heures.

**Frangulose** (Flach, 8, rue de la Cossonnerie).

**Friction à la Riviera** (Villanova, Monte-Carlo).

**Fructaline Logeais** (37, rue Marceau, Paris). — Comme laxatif, une dragée le soir au coucher; une deuxième au lever. Dose purgative : deux soir et matin.

**Fuceol** (Lafarge, 6, rue de Babylone). — Laxatif à base d'algues marines, 2 à 6 comprimés.

**Fucoglycine Gressy** (Le Perdriel, 11, rue Milton, Paris). — Sirop extrait des algues marines, contenant brome, iode et phosphore. Succédané de l'huile de foie de morue.

Enfants : 1 ou 2 cuillerées à café.

Adultes : 1 ou 2 cuillerées à soupe, dix minutes avant les repas.

**Fumigator Gonin** (60, rue Saussure). — N° 4, pour 20 mètres cubes.

**G[illegible]anol Terrial** (39, boulevard Haussmann, Paris). — Mélange de carbures d'hydrogène retirés de l'huile de naphte naturelle. 2 à 8 capsules par jour.

**Gadiodine** (Labesse, 38, rue des Lices, Angers). — Huile de foie de morue superiodée à 4 grammes d'iode par litre. 1 à 6 cuillerées à soupe par jour.

**Gaïacol** (Gilbert, 47, avenue de l'Observatoire). — (Ichtyogaïacol Sebaste), 4 à 12 capsules.

**Gaiarsine Ducatte.** — Voir deuxième liste.

**Galactina.** — Voir deuxième liste.

**Gastérine** (Pharmacie Normale, 17, rue Drouot, Paris). — Suc gastrique sécrété par l'estomac du chien vivant, 1 à 4 cuillerées à soupe avant et pendant le repas.

**Gastricine du Dr Duhourcau** (Adrian, 9 et 11, rue de la Perle, Paris). — Suc gastrique artificiel concentré. Par cuillerées à café, avant, pendant ou après les repas.

**Gastrozymase** (Bouty et Cie, 1, rue de Châteaudun, Paris). — Comprimés de suc gastrique du porc. 2 à 3 avant chaque repas.

**Gelée antidiarrhéique Lumière** (Sestier, 9, cours de la Liberté, Lyon). — Gelée titrée à 1/10 de gélatine. 1 à 5 flacons par jour.

**Géraseptol** (Peloille, 2, rue du Faubourg-Saint-Denis, Paris). — Urotropine, essence de *pelargonium*. 10 à 12 capsules par jour.

**Germyl** (Delaborde, à Dijon). — Triple extrait de malt pur.

**Girard** (48, rue d'Alésia). — Vin et sirop iodotannique.

**Globéol** (Châtelain, 207, boulevard Pereire, Paris.) — Pilules fer et manganèse à l'état colloïdal, extraits protoplasmiques totaux des globules sanguins. 2 à 3 pilules au début de chaque repas.

**Globules Duquesnel** (Millot et Sainclivier, 49, rue de Bitche, Courbevoie). — Renferment le principe amer de l'absinthe à l'état pâteux. 3 à 6 globules, un quart d'heure avant les repas, deux fois par jour.

**Globules du Dr Fumouze. — Antiasthmatiques** (KI). — **Antidiarrhéiques.** Opium, 1 à 8 par jour. — **Antinévralgiques.** (Valérianate de zinc et de quinine, extrait d'opium et de belladone). 1 à 3 par jour. — **Antisudoraux.** (Extrait d'agaric, extrait thébaïque). 1 à 2 par jour. — **Au chlorhydrate d'héroïne.** 0 gr. 003 : 1 à 5 par jour. **De cynoglosse** (extrait thébaïque, semence de jusquiame, écorce de racine de cynoglosse), 1 à 5 par jour, etc.

**Gluten.** — Voir aliments.

**Gluto-bulles Jougla** (Tissot, 34, boulevard de Clichy, Paris). — 0 gr. 25 d'iodure de potassium. 2 à 8 par jour.

**Glycéricônes Kügler.**

**Glycéro Dalloz.** — Voir deuxième liste.

**Glycéro-kola André** (Badel, 2, rue des Alpes, à Valence, Drôme). — Granulé contenant : kola, glycérophosphate de chaux, coca. 1 cuillerée à café avant chaque repas.

**Glycérophosphates Bruel, Dalloz, Robin, Schaffner,** etc.

**Glycéro-valerène** (Lancelot, 14, rue du Rendez-vous). — Glycéro-valérianate d'ammoniaque liquide.

**Glycoléane Maignon** (10, rue de la Pyramide, Lyon).

**Glycomorrhuum Faudon** (85, rue Turbigo, Paris). — Elixir à base d'extrait de foie de morue et d'hypophosphites. 2 cuillerées à soupe par jour.

**Glykolaïne Robin** (13, rue de Poissy, Paris). — Granulé : kola, glycérophosphate de chaux. 1 à 2 cuillerées à café par repas.

**Goménol.** — Voir deuxième liste.

**Gonosan** (Rohais et Cie, 2, rue des Lions-Saint-Paul). — Santal et kawa-kawa. 6 à 10 capsules.

**Goudron Freyssinge** (6, rue Abel, Paris). — Eau de goudron du Codex. En boisson, 2 cuillerées par litre. En lotions, injections, 1 partie de goudron pour 2 ou 3 d'eau.

**Goudron Guyot** (Champigny et Cie, 19, rue Jacob, Paris). — 2 cuillerées à soupe par litre d'eau.

**Goudron Le Beuf** (4, place de la Liberté, Bayonne). — 1 cuillerée à soupe par litre.

**Gouttes Aramos** (Pharmacie de Pontaumur, Puy-de-Dôme). — Digestives, pepsine, cocaïne, pancréatine et colombo, XV à XX gouttes.

**Gouttes Gigon.** — Gouttes amères, 3 à 5.

**Gouttes Livoniennes** (Trouette). — Goudron créosoté et tolu, bronchites, etc.

**Gouttes Nican** (Cantin, à Palaiseau, Seine-et-Oise). — A base de bromoforme, d'aconit, de belladone, 5 à 40 gouttes, deux ou trois fois par jour, loin des repas.

**Gouttes scandinaves** (Monvenoux, à Lyon). — Capsules à base de sève de pin, de goudron créosoté, de codéine et de bromoforme. 3 le matin, 3 l'après-midi.

**Graine de lin Tarin** (Tarin). — S'emploie avec de l'eau froide ou en tisane.

**Graine de psyllium** (Blottière).

**Grains de Cros** (44, rue Montmorency, Paris). —

Contenant : podophyllin, extrait de cascara sagrada, extrait de belladone, essence d'anis. 2 à 4 au repas du soir.

**Grains laxatifs Blanchot** (15, avenue du parc de Montsouris). — A l'extrait de Bourdaine, 1 à 2 le soir.

**Grains de santé du Dr Franck** (Leroy, 9, rue de Cléry, Paris). — Aloès, 0 gr. 06 ; acide borique.

**Grains de Vals** (boulevard de Port-Royal, 64). — Laxatifs (podophyllin, bourdaine, cascara). 1 à 2.

**Graminol** (Société du), (Toulon). — Farine lactée phosphatée, par cuillerée à soupe.

**Granulé iodotannique Oliviero** (rue Denfert-Rochereau). — Contient : iodotanin, phosphate acide de chaux, phosphate de fer, iodure de manganèse. Enfants de 3 à 5 ans : demi-cuillerée à café au petit déjeuner du matin ; 5 à 10 ans : 1 cuillerée à café. Adultes : 2 ou 3 cuillerées à café aux repas.

**Granulé de Quassia-kina Rabot** (David Rabot, Courbevoie, Seine). — A base de quassia, de quinquina et d'écorces d'oranges amères. Enfants : 1/2 cuillerée à café aux deux principaux repas. Adultes : 1 cuillerée à café.

**Granulé Vittel** (Huchedé, 1, rue de l'Odéon).

**Granules d'intrait de digitale** (Dausse, 4, rue Aubriot).

**Granules de Baumé du Dr Legros** (Pharmacie Française, 1, place de la République, Paris). — Contenant : fève de Saint-Ignace pulvérisée, sucre de lait pulvérisé, gomme arabique pulvérisée, sirop de tolu. 2 à 3 avant chaque repas.

**Granules de Bourcet** (24, chemin de Francheville, Lyon). — Dosés à 1 milligramme de vanadate de soude. 2 à 4 par jour, trois ou quatre fois par semaine.

**Granules Bruel** (38, rue de Paris, à Colombes, Seine). — Dosés au quart de milligramme de chlorhydrate d'ergotinine. 2 à 10 par vingt-quatre heures.

**Granules de Catillon.** — Voir deuxième liste.

**Granules Clin, Chanteaud, Houdé,** à tous médicaments, etc.

**Granules de Fowler du Dr Legros** (Pharmacie Française, 1, place de la République, Paris). — Dosés a 1 milligramme d'arsénite de potasse par granule, égalant II gouttes de liqueur de Fowler. 3 à 10 par jour.

**Granules Laboureur** (245, rue de Vaugirard, Paris). — A base de valérianate d'ammoniaque solide et cristallisé. 2, matin et soir.

**Granules des Trois cachets** (Coirre). — 1 milligramme de phosphure de zinc. 2 à 4.

**Granules des Vosges** (Bascourret, 21, boulevard Haussmann, Paris). — Contenant : extrait alcoolique de drosera, extrait alcoolique d'aconit. Ne pas dépasser 10 en vingt-quatre heures. Pas avant 6 ans.

**Granules du Dr Watelet** (Pourchot et Blanchot, 15, avenue du Parc Montsouris, Paris). — Dosés à 1 milligramme de colchicine cristallisée. Contre goutte et rhumatisme. 2 à 3 granules par jour, pendant six jours par mois, pendant un an.

**Grindelia robusta** (Sirop de Derbecq à la). — 6 à 8 cuillerées à café avant 4 ans et à dessert au-dessus de 4 ans, après chaque quinte.

**Guipsine.** — Voir deuxième liste.

**Gyrol** (Coirre, 79, rue du Cherche-Midi, Paris). — Crayon à la capsicine. Révulsif. Chaque crayon pour 40 ou 50 applications.

**Hamamelis du Dr Ludlam** (Cabanès, 17, rue Cadet, Paris). — Gouttes concentrées : 12 à 24 par jour. Solution titrée : 1 cuillerée à café pour une lotion ou compresse.

**Hamamelis Natton** (Tissot, 34, boulevard de Clichy, Paris). — Granulé, 0 gr. 50 de plante fraîche entière par cuillerée à café. 1 à 6, trois ou quatre fois par jour. Gouttes : 0 gr. 50 de plante fraîche par 10 gouttes, 15 à 30 gouttes.

**Hamameline Roya** (Alexandre, 41, rue de Rome). — 3 à 4 cuillerées à soupe.

**Hamamelis virginica Logeais** (37, rue Marceau,

Paris). — Contenant : essence et tanin de l'hamamelis virginica. 15 à 20 gouttes, trois fois par jour.

**Hectargyre.** — Voir deuxième liste.

**Hectine.** — Voir deuxième liste.

**Hélénine du Dr Korab** (Chapès, 12, rue d'Isly, Paris). — Camphre d'aunée. Contre les affections des voies respiratoires. Globules : 2 à 4 par jour. Sirop : 4 à 5 cuillerées à café par jour.

**Helmitol** (Bayer).

**Hemabovis** (12, rue d'Uzès). — 1 à 5 cuillerées à café.

**Hémagène Tailleur** (à Fontainebleau). — Dragées (0 gr. 20 de pétroseline mentholée). Aménorrhée et troubles menstruels. 2 à 12 par jour.

**Hémagénine du Dr Giraud** (Omnium pharmaceutique, 5, boulevard Beaumarchais, Paris). — A base de triiodure d'arsenic et de teinture de noix vomique. Gouttes : 2 à 10 gouttes matin et soir, enfants ; 10 à 20, adultes. Elixir : par cuillerée à café chez les enfants ; à dessert chez les adolescents ; à bouche chez les adultes. 1 à 2 par jour.

**Hématol** (Biéron, 36, rue du Colisée). — Granulé de sérum hémopoiétique. 4 cuillerées à café par jour un quart d'heure avant les repas.

**Hémato-éthyroïdine** (Carrion et Cie, 54, faubourg

St-Honoré, Paris). — Préparation glycérinée du sang d'animaux ayant subi depuis un mois la thyroïdectomie totale. Maladie de Basedow. 1 à 3 cuillerées à café par jour, loin des repas.

**Hématopoïétine du Dr Tussau** (Chazy-Mulsant et Cie, Villefranche-sur-Saône, Rhône). — Elixir contenant : Bromofer, extrait physiologique des glandes hématopoïétiques. 1 à 3 cuillerées à soupe par jour aux repas. Perles : 2 à 4 aux repas. Gouttes concentrées : 20 à 40 par jour au milieu des repas.

**Hémazone Delestre** (Luzier, 14, rue Midi, à Neuilly-sur-Seine). — Liquide se rapprochant de la composition du sang, et contenant : azote à l'état soluble et additionné de fer et de soufre. Adultes : 2 à 4 cuillerées à soupe par jour. Enfants : 2 à 4 cuillerées à café.

**Hémocithine** (Hedon rue des Moulins). — Hémoglobine et lécithine.

**Hémoglobine Crinon** (45, rue Turenne, Paris). — En cachets, 4 à 8 par jour.

**Hémoglobine Dalloz.** — 2 à 4 cuillerées à café. 1 cuillerée à café = 0 gr. 50.

**Hémoglobine Deschiens.** — Voir deuxième liste.

**Hémoglofer Cros** (44, rue Montmorency, Paris). — Granulé contenant : oxyhémoglobine, glycérophosphate de fer, glycérophosphate de magnésie. 2 à 3 cuillerées à café par jour.

**Hémolithol** (Société Parisienne de Spécialités,

164, boulevard Pereire, Paris). — Composé synthétique sec des sels de sérum sanguin. Une mesure trois fois par jour, demi-heure avant les repas.

**Hémoneurol Cognet** (43, rue de Saintonge, Paris). — Granulé contenant : oxyhémoglobine, noix de kola, glycérophosphate de chaux. 3 à 6 cuillerées à café par jour aux repas.

**Hémoplase Lumière.** — Voir deuxième liste.

**Hémostyl** (Prud'homme, 15, rue Gaillon). — Sérum hémopoiétique. En ampoules, pour adultes et enfants ; en comprimés, 6 à 8.

**Hémovasine** (Couturieux, 57, avenue d'Antin, Paris). — Pommade à base d'avasine et extrait de belladone. Hémorroïdes.

**Hémozol** (Cisterne, 197, rue Saint-Maur, Paris). — Elixir au nucléinate de fer. 1 cuillerée à bouche après chaque repas.

**Hermophényl Lumière.** — Voir deuxième liste.

**Héroïne Vicario** (17, boulevard Haussmann, Paris). — Tablettes (0 gr. 0025 héroïne) : 2 à 8 par jour. Tablettes (0 gr. 005, chlorhydrate d'héroïne) : 1 à 4 par jour.

**Héroïne bromoformée** (Sirop d'Erva, Lorot, 42, rue Richer).

**Hétol Cartaz** (81, rue Lafayette, Paris). — Ampoules de cinnamate de soude, dosées de un à vingt milligrammes par centimètre cube. Injections intraveineuses ou intramusculaires contre la tuberculose.

**Hippoplasine Gran** (Byla, 89, rue de Montrouge, Gentilly, Seine). — Suc musculaire concentré de cheval sain, associé au manganèse colloïdal. 3 à 6 cuillerées à bouche à toute heure du jour ou de la nuit.

**Hipposarcine Roy** (Givaudan et Cie, à Lyon). — Suc musculaire de cheval sain. 3 à 6 cuillerées à soupe.

**Histogénol Naline.** — Voir deuxième liste.

**Holos-ther** (Deschiens, 9, rue Paul-Baudry). — Déminéralisation, croissance, surmenage, opothérapie osseuse en tablettes.

**Hordénine Lauth** (Rogé-Cavaillès). — Sulfate d'hordénine (alcaloïde extrait des touraillons d'orge.) Ampoules (0 gr. 25 par centimètre cube). Bulles (0 gr. 10) : Maladies du cœur et du tube digestif. 5 à 10 bulles par jour.

**Hopogan** (Bocquillon-Limousin). — Peroxyde de magnésium en comprimés, cachets, paquets à 0 gr. 25. 1 à 2 par jour.

**Huile grise.** — Voir deuxième liste.

**Hydrargol** (Tardieu et Cie. 6, rue des Petits-Hôtels, Paris). — Ampoules de 0 gr. 01 de succinimide de mercure.

**Hygia.** — Préparations alimentaires (Lyon).

**Hypophosphites du Dr Churchill** (Swann, 12, rue Castiglione, Paris). — Les hypophosphites toniques sont dosés à 0 gr. 20.

**Hypotensine Jaboin** (27, rue de Miromesnil).

**Ibogaïne Nyrdahl** (Landrin). — 2 à 6. Tonique.

**Injection Brou** (Ferré, Blottière et Cie, 6, rue Dombasle, Paris). — Injection zinco-saturnine.

**Injection Parat** (38, avenue Félix-Faure, Paris). — A base de bichlorure, etc. 20 grammes étendus d'eau en injections urétrales.

**Inolène** (Lacombe, 19, rue Croix-Nivert). — Solution neutre de coaltar, obtenue en traitant par un procédé spécial le goudron de houille et en le combinant, pour en modifier l'odeur et le goût âcre, à d'autres antiseptiques de saveur agréable. Bactéricide, antiphlogistique, cicatrisant.

L' « Inolène » n'est ni toxique, ni caustique, et peut s'employer même pur.

**Intraits Dausse.** — Voir deuxième liste.

**Iodalia** (Peloille, 2, rue du faubourg-Saint-Denis, Paris). — Granulé à base d'iode pur et tanin. 2 à 6 cuillerées à café par jour.

**Iodalose Galbrun.** — Voir deuxième liste.

**Iodéine Montagu.** — Voir deuxième liste.

**Iodéol Viel** (4, rue de Toulouse, Rennes). — Iode colloïdal. Pour injections.

**Iodipine.** — Combinaison d'iode et d'huile de sésame (Merck).

**Iodogénol** (Pépin et Leboucq, à Falaise, Calvados). — Préparation colloïdale iodée, peptonisée. Enfants : X à XX gouttes. Adultes : XL gouttes et plus.

**Iodoléine.** — Voir deuxième liste.

**Iodomaïsine.** — Voir deuxième liste.

**Iodone Robin.** — Voir deuxième liste.

**Iodor** (Tardieu et C°). — Iode organique et iodures. Adultes : XV à L gouttes. Enfants : V à XXV gouttes.

**Iodure Laroze** (Rochais).

**Iodure** (Souffron).

**Iodosol.** — Vasogène iodé.

**Iodotanhia** (Simon et Merveau, 21, rue Michel-le-Comte, Paris). — Granulé contenant : glycérophosphate de chaux et iode. 2 à 4 cuillerées à café par jour, aux repas.

**Iodotanine** (Bayard et Cerbelaud, 89, avenue de Wagram). — Hypophosphite de soude, tanin, iode.

**Iodothyroïdine Vicario** (17, boulevard Hausmann).

**Iodurase Couturieux.** — Iodures et enzymes de levures de bière, 1 à 8 capsules.

**Iodures Cros** (44, rue Montmorency). — 2 à 4 pilules.

**Iodures Foucher** (Ferré, 142, boulevard Saint-Germain, Paris). — Dragées d'iodure de fer et manne (0 gr. 20 de sel de fer) : 3 à 5 par jour. Dragées d'iodure de potassium purifié (0 gr. 20) : 3 à 5 par jour. Dragées d'iodure de sodium (0 gr. 20) : 3 à 5 par jour.

**Jubol** (Chatelain, 207, boulevard Pereire). — Agar-agar, avec extraits biliaires et glandulaires, 1 à 3 comprimés.

**Juglandine Ferrouillat** (35, rue de Rivoli, Paris). — Quassia, quinquina, iode, glycérophosphates et fer. Adultes : 1 verre à liqueur avant chaque repas. Enfants : une cuillerée à café.

**Juglanrégine** (Badel, 2, rue des Alpes, à Valence, Drôme). — Elixir contenant : iode, extrait de noyer, chlorhydrophosphate de chaux. Adultes : 1 à 3 cuillerées à bouche par jour. Enfants : 1 à 3 cuillerées à café.

**Kéfir Carrion.** — Voir deuxième liste et **Képhir Salmon.**

**Kélène** (Société Chimique des Usines du Rhône, à Saint-Fons, près Lyon). — Chlorure d'éthyle pur pour les anesthésies locales ou générales,

**Képhaline** (Baillard, 10, place Thiers, Le Mans). — Cachets à base d'antifébrine et de théobromine. Névralgies, 1 à 3 cachets par jour.

**Keptine** (Bretaudeau. 2, rue du Regard). — Au trisalicylate de quinine, caféine, hyperbromine ; grippe, tubère, etc. 2 à 6 capsules.

**Kerlol** (Lerck à Saint-Etienne). — Polyphénate de fer, hémorroïdes, ulcères, varices, etc. Kerlol liquide, suppositoires, pommade.

**Kineurine Moncour** (49, avenue Victor-Hugo, à Boulogne, Seine). — Sphérulines avec 0 gr. 10 de glycérophosphate de quinine. 6 à 12 par jour.

**Kipsol** (Bertaut-Blancard, 40, rue La Rochefoucauld, Paris). — Pilules dosées à 0 gr. 10. Tanins de la noix de galle et du cacao. 4 à 8 par jour.

**Kola-Champagne** (Lafon, à Dijon).

**Kola-fer Trouette** (Trouette-Perret, 15, rue des Immeubles-Industriels, Paris). — Elixir à base de peptonate de fer et d'extrait de kola. 1 verre à liqueur à la fin de chaque repas.

**Kola : Astier, Roy, Monavon, Posaudun.**

**Kréazone** (Trouette). — Suc de viande.

**Lacto-ferment Mialhe** (Petit et Alboui, 8, rue Favart, Paris). — Adultes : une mesure dans un verre de lait. Enfants : 1/2 mesure.

**Lactagol.** — Voir deuxième liste.

**Lactéol.** — Voir deuxième liste.

**Lactiferm** (Terrial, 39, boulevard Haussmann, Paris). — Comprimés à base de ferment lactique. Adultes : 1 à 2 comprimés trois fois par jour, avant ou après les repas. Enfants : 1/2 à 1 comprimé, trois fois par jour.

**Lactimase** (Couturieux, 57, avenue d'Antin, Paris). — Comprimés dosés à 0 gr. 50 de ferment lactique. 2 à 6 par jour.

**Lactochol** (Gaud, 50, rue Rennequin, Paris). — Comprimés à base de ferments lactiques et d'extraits biliaires. 2 à 6 par jour, un quart d'heure avant les repas.

**Lactophosphine Merveau** (Basset). — Farine lactophosphatée et chocolatée. 1 cuillerée à café dans 1/2 verre de lait.

**Lactozymase Chevretin-Lematte** (24, rue Caumartin, Paris). — Comprimés à base de cultures de ferments bulgares. 2 à 6 par jour.

**Lactucarium d'Aubergier** (Clin). — Suc de laitue. 1 à 5 cuillerées à café.

**Largine Merck.**

**Laville** (Liqueur de). — Voir deuxième liste.

**Laxagarine** (Duret et Raby). — **Agar-agar** en paillettes, 1 à 5 cuillerées à café et cachets.

**Laxagarine belladonée** (Duret et Raby, Marly-le-Roi, Seine-et-Oise). — Agar-agar et belladone. Paillettes : 1 à 3 cuillerées à café, à chaque repas. Cachets : 1 à 3 à chaque repas.

**Laxarine Terrial.** — Elixir, 1 cuillerée à café, enfants, XXV à L gouttes.

**Laxatif Bourguignon** (112, rue de Paris, Le Havre). Adultes : 1 à 3 cuillerées à café en se couchant. Enfants : demi-dose.

**Laxatif Blanchot** (Sirop) (15, avenue du parc de Monsouris). — Purgatif des enfants, associant la bourdaine aux meilleurs laxatifs.

**Laxol Fraudin** (4, avenue Desfeux à Boulogne, Seine). — Cascara et benzoate de magnésie. 1 cuillerée à dessert le soir.

**Lécithines et Lécithasines.** — Voir deuxième liste.

**Legrand (Arsynal)** (Gremy, 16, rue de la Tour-d'Auvergne). — Arrhénal en ampoules.

**Leptandrine Royer** (A. Dupuy, 225, rue Saint-Martin, Paris). — A base de leptandrine et de poudre de racines de leptandrica virginica. 1 ou 2 cachets le soir au repas. Constipation habituelle.

**Levurargyre Adrian** (9 et 11, rue de la Perle, Paris). — Combinaison de mercure avec le nucléoprotéide. Antisyphilitique et stimulant général. 0 gr. 02 par jour en injection.

**Levures de bières et levurines.** — Voir deuxième liste.

**Liniment de Moussette** (Comar et Cie, laboratoires Clin, 20, rue des Fossés-Saint-Jacques, Paris). — A base d'aconitine, pour frictions dans les névralgies et douleurs rhumatismales.

**Lipiodol Lafay** (Lafay, 54, rue de la Chaussée-d'Antin). — En émulsion et injections, 1 cuillerée à café = 0,25 de KI.

**Lipochol Byla.** — Voir deuxième liste.

**Liqueur Bourguignon** (112, rue de Paris, Le Havre). — Solution renfermant biiodure de mercure et iode organique. Adultes : XXX à LX gouttes par jour. Enfants : X à XX gouttes.

**Liqueur d'Hermès** (Cisterne, 197, rue Saint-Maur, Paris). — Contient : iodure de potassium et biiodure de mercure. 1 à 2 cuillerées à bouche par jour.

**Liqueur Mariani** (41, boulevard Haussmann, Paris). — Contient terpine associée à la coca. 1 à 2 cuillerées à bouche matin et soir.

**Liqueur peptophosphorique Adrian** (9 et 11, rue de la Perle, Paris). — 0 gr. 25 d'acide phosphorique anhydre par cuillerée à soupe. 4 à 6 cuillerées à café par vingt-quatre heures, aux repas.

**Liseronine du Dr Davysonn** (Pharmacie Normale, 17, rue Drouot, Paris). — Formule complexe conseillée Contre la goutte, la gravelle, le rhumatisme ; trois cuillerées à bouche le matin à jeun, et ensuite 2 tous les jours.

**Listerine** (Robert, 5, rue de la Paix). — Antiseptique s'employant pur ou dilué.

**Litharsyne** (Ferré, 142, boulevard Saint-Germain, Paris). — A base de chlorhydro-méthylarsinate de lithine. Diabète. Gouttes : XXV avant chaque repas, Pilules : 4 à 6 par jour. Solution : 2 cuillerées à soupe avant chaque repas.

**Lithine.** — Voir deuxième liste.

**Lotion Dequéant** (38, rue de Clignancourt, Paris). — Contient : 80 p. 100 d'éther méthylchlorhydroformique. Calvitie, 1 à 3 frictions par jour.

**Lucinine Borelle** (Pharmacie Française, 1, place de la République, Paris). — Poudre antiseptique au boro-gallate de soude.

**Lusoforme** (15, rue d'Argentueil). — Formol et savon. 1 à 2 cuillerées à café par litre d'eau.

**Lycétol.** — Voir deuxième liste.

**Lymphocytose** (Humbert, 25, rue Nationale, Rambouillet, S.-et-O.). — 2 à 3 cachets dans furonculose et injections staphylococcique.

**Lysol** (Société du) 72, rue Martre à Clichy. — Crésylol de houille traité par la potasse, 10 à 30 grammes.

**Magnésie de Henry.**

**Magnésie Roy** (10, boulevard Suchet). — Effervescente par cuillerée à café (laxatif) ou à soupe (purgatif).

**Malt.** — Voir deuxième liste.

**Maltésine Tissot** (34, boulevard de Clichy). — Extrait de malt et houblon avec 2/3 eau.

**Manganesia.** — Voir deuxième liste.

**Marinol** (Cussac, à Biarritz). — Iode et phosphates avec eau de mer. — 1 à 3 cuillerées.

**Marsyle Clin.** — Cacodylate de protoxyde de fer; en gouttes, globules et tudes, 0,03 à 0,05.

**Matéine-Macquaire** (142, rue du Bac, Paris). — Granulé à base de maté. 2 à 4 cuillerées à café par jour.

**Métharsol Bouty** (rue de Châteaudun).

**Metritols** (Lees, 124, rue du Bac, Paris). — Contre la leucorrhée. 1 ou 2 comprimés pour une injection de deux litres.

**Minéralogène** (Bosson à Cerclé, Rhône). — Reminéralisation siliceuse; traitement de l'artério-sclérose; poudre 3 à 4 cuillerées à café, comprimés 6 à 8.

**Monol** (Trouette-Perret, 15, rue des Immeubles-Industriels, Paris). — Liquide antiseptique au permanganate de chaux. 1 cuillerée à soupe pour 1 litre d'eau.

**Morrhuétine Junghen** (Duhême et Cie, Courbevoie, Seine). — Liqueur non alcoolisée contenant : iode albuminoïdique assimilable, hypophosphites composés, phosphate de soude. Tonique. Adultes : 1 cuillerée à soupe après les deux principaux repas. Enfants : 8 à 12 ans : 1 cuillerée à dessert. Au-dessous de 8 ans : 1 cuillerée à café.

**Morrhuine Puy** (2, rue Sainte-Claire, Grenoble). — Morrhuine simple et morrhuine gaïacolée : 2 à 4 cuillerées à soupe par jour. Capsules de morrhuine : 6 à 8 par jour.

**Morrhuol Chapoteaut** (Vial, 1, rue Bourdaloue, Paris). — Capsules : 0 gr. 20 de morrhuol. 3 à 6 par jour, aux repas. Morrhuol créosoté : capsules : morrhuol, 0 gr. 15 ; créosote, 0 gr. 05. 4 à 6 par jour, aux repas.

**Morrhuomaltol Ecalle** (38, rue du Bac, Paris). — Granulés contenant les principes de l'huile de foie de morue, associés au malt et au glycérophosphate de chaux. Adultes : 2 mesures ; enfants : 1 mesure, avant les deux principaux repas.

**Morubiline** (Boutet, 114, rue de Provence, Paris). — Gouttes à base d'extrait de foie de morue, additionné de méthylarsinate de soude, iode et tanin. XV gouttes aux deux principaux repas.

**Mucogène.** — Voir deuxième liste.

**Musculosine Byla.** — Voir deuxième liste.

**Myoséine David** (à Courbevoie, Seine). — Tablettes de viande crue, 4 à 8 par jour,

**Narcyl Gremy.** — Voir deuxième liste.

**Nasol Ferté** (Vicario, 17, boulevard Haussmann, Paris). — Vaseline boriquée au menthol.

**Nazalol du Dr Péquart** (à Verdun-sur-Meuse). — Ouate imbibée de menthol et d'eucalyptol.

**Neoarsycodyle** (Leprince). — 0 gr. 05 par ampoule ; 0 gr. 01 par pilule.

**Néofilhos** (Le Perdriel, 11, rue Milton, Paris). — Crayons gynécologiques.

**Névralgol Brossard** (La Rochelle, Charente-Inférieure). — Cachets au lactobenzoate de quinéthéine, 1 à 3 par jour.

**Néo-Kola Lumière** (Sestier, 9, cours de la Liberté, Lyon). — Contient les principes actifs de la noix de kola. 6 à 8 comprimés par jour.

**Néol** (9, rue Dupuytren). — Solution de persulfate sodico-potassique d'origine électrolytique, dégage de l'ozone, s'emploie pur en badigeonnages ou en solutions de 1 p. 5 à 1 p. 20 (angines surtout).

**Néo-laxatif Chapotot** (Aubrint, 21, rue Championnet). — Laxatif au suc d'orange mannité. Enfants : jusqu'à 3 ans : 1/4 à 1 cuillerée à café ; 3 à 5 ans, 1 à 2 cuillerées à café ; 6 à 10 ans, 1 à 2 cuillerées à dessert. Adultes : 1 à 2 cuillerées à soupe.

**Néoquinine Falières** (Clin). — Différentes préparations à base de glycérophosphate de quinine cristallisé. Ampoules, cachets, pilules et suppositoires. Grippes, paludisme.

**Néoquinine arsinée Falières** (Clin) — Sel résultant de la combinaison de l'acide monométhylarsinique et de l'acide glycérophosphorique salifiés par une base unique, la quinine. Mêmes doses que le sulfate de quinine. Ampoules, cachets, capsules.

**Nervocithine Tissot** (34, boulevard de Clichy, Paris). — A base de phospho-méthylarsinate et nucléoglobine. Dragées, 1 à 4 par jour. Sirop, 1 à 2 cuillerées à bouche par repas.

**Neurène** (Brissonnet, 141, rue de la Tour, Paris). — Principe actif de la valériane. 2 à 5 cuillerées à café par jour.

**Neurogaïacol** (Dethan, rue Alphonse-de-Neuville, 11, Paris). — Granulé contenant : gaïacol et glycérophosphate de chaux. 2 à 3 cuillerées à café par jour.

**Neuro-iodure** (Dethan, 11, rue Alphonse-de-Neuville, Paris). — Granulé contenant : iodure de potassium et glycéro-phosphate de chaux. 3 à 4 cuillerées à café par jour.

**Neurosine Prunier** (Chassaing et Cie, 6, avenue Victoria, Paris). — Phosphoglycérate de chaux pur. 2 à 4 cuillerées à café de sirop ; 1 à 3 cuillerées à café du granulé.

**Névralgésine Débordes** (Moulins, Allier). — Liqueur titrée à 1 gramme de composé analgésique par cuillerée à bouche. Névralgies, rhumatismes, oppression des asthmatiques, etc.

**Névralgol Brossard** (1, rue des Cordouans, La Rochelle, Charente-Inférieure). — Cachets dosés à 0 gr. 60 de lacto-benzoate de quinéthéine pur. 1 à 3 cachets par jour. Migraines, grippes, rhumatisme, etc.

**Névrosthénine Freyssinge.**

**Nicine Rol** (Barbier, 1, place du Louvre). — Iode et hamamelis, XX gouttes, deux à quatre fois.

**Nisaméline de Trouette-Perret** (15, rue des Immeubles-Industriels, Paris). — A base de guaco. Pilules, sirop, poudre, savon. Pour soins hygiéniques.

**Nitrite de soude Roussel** (10, rue Washington, Paris). — Vaso-dilatateur et hypotenseur. Gouttes : 10 à 50. Sirop : 1 à 5 cuillerées à café par jour.

**Nosol** (Aguettant, 36, quai Fulchiron, Lyon). — A base d'adrénaline. Pulvérisations nasales dans l'asthme des foins.

**Novoforme** (Heyden, 29, rue Philippe-de-Girard). — Xéroforme inodore.

**Nucléarsitol.** — Voir deuxième liste.

**Nucléol Robin** (13, rue de Poissy, Paris). — Granulé contenant : nucléophosphate de chaux, nucléophosphate de soude, 3 à 6 cuillerées-mesure.

**Nucléopeptone du Dr Wœbt** (Bascourret, 21, boulevard Haussmann, Paris). — Farine contenant : des matières protéiques, des hydrates de carbone, des éléments organiques et minéraux. 2 cuillerées à bouche par jour. 8 à 10 cuillerées pour remplacer toute autre alimentation.

**Océanine** (Chevretin-Lematte, 24, rue Caumartin, Paris). — Eau de mer injectable. 1 ampoule tous les jours.

**Ocréine Grémy.** — 2 à 5 pilules contre les troubles menstruels.

**Œnase de Couturieux** (57, avenue d'Antin, Paris). — Comprimés de ferment de raisin de Champagne. 2 à 6 par jour.

**Oléozinc du Dr Jack** (Ferré, Blottière et Cie, 6, rue Dombasle, Paris). — Pommade à base d'oléate de zinc. Eczéma, herpès, etc.

**Olivéol Etiévant** (Lyon-Vaise). — Spécifique hépatique ; dose préventive une capsule ; curative, 2 à 3.

**Opional Ducatte.**

**Organiques** (sucs) (Byla, de Gentilly). — Exogastrine, hépatine, médulline, orchitine, ovarine, pancréine, pulmine, rénine, splénine, thyroïdine.

**Organiode** (Thibault et Olive, rue Saint-Léonard, Nantes). — Peptone iodée renfermant 5 p. 100 en poids d'iode métalloïdique. Ampoules, gouttes et pilules.

**Ossine Stroschein** (Miesh-Drion, 228, boulevard de la Villette, Paris). — Huile de foie de morue, albumine, œufs frais et sucre.

**Ostéine Mouriès** (Champigny et Cie, 19, rue Jacob, Paris). — Granulé à base de phosphate calcique et albumineux. 2 ou 3 cuillerées à café par jour.

**Ouataplasme Langlebert** (Sabatier, 10, rue Pierre-Ducreux). — Voir deuxième liste.

**Ovo-lécithine Billon** (Poulenc frères, 92, rue Vieille-du-Temple, Paris). — A base de lécithine de l'œuf. Ampoules. Dragées. Granulé.

**Ovules** Chaumel, Derma, Roche, etc.

**Oxycyanure d'hydrargyre Guillaumin** (168, boulevard Saint-Germain, Paris). — Comprimés (0 gr. 50 d'oxycyanure). Antiseptique.

**Oxygène Limousin.** — 2 *bis*, rue Blanche.

**Oxylithe** (Société de l'Oxylithe, 113, rue Cardinet, Paris). — Dégage de l'oxygène, 50 grammes dégagent 150 litres d'oxygène.

**Oxymenthol** Perraudin, 70, rue Legendre.

**Pain Fougeron**, au gluten (43, rue du Rocher).

**Pancréatine Defresne** (Macquaire, 142, rue du Bac, Paris). — Elixir digestif à la pancréatine. Pilules kératinisées. Poudre de pancréatine. Sirop de pancréatine. 1 cuillerée à bouche après chaque repas. Enfants : 1 cuillerée à café après chaque tétée.

**Pancréatokinase** (Carrion et Cie, 54, faubourg St-Honoré, Paris). — Capsules. Granulé. 8 à 10 capsules.

**Pandigitale Houdas** (Lancelot et Cie, 26, rue Saint-Claude, Paris). — Contient les principes actifs de la feuille de digitale. 20 à 30 gouttes par jour.

**Pangaduine** (Bouillot, 44, rue Cambon, Paris). — Contient les principes actifs de l'huile de foie de morue. Dragées : 2 à 3 par jour. Elixir : 1 à 2 cuillerées à bouche par jour. Granulé : 1 ou 2 cuillerées à café par jour. Sirop : 2 à 3 cuillerées à soupe par jour.

**Panopepton** (Roberts et Cie, 5, rue de la Paix, Paris). — A base de vin d'Espagne et de viande de bœuf cuite. Adultes : 6 cuillerées à dessert par jour. Enfants : 5 gouttes.

**Pantopon.** — Voir deuxième liste et dans le chapitre I. — Médicaments, page 90.

**Panvalérine Delattre** (Omnium pharmaceutique, 5, boulevard Beaumarchais, Paris). — Capsules contenant 0 gr. 10 d'éthers du bornéol. 3 à 6 par jour.

**Papaïne Trouette-Perret** (15, rue des Immeubles-Industriels). — Pepsine végétale. Dyspepsie, vomissements, etc. Cachets : 1 ou 2 après chaque repas. Elixir : 1 verre à liqueur après chaque repas. Sirop : enfants, 1 cuillerée à café ou à dessert suivant l'âge. Adultes : 1 cuillerée à soupe après chaque repas. Vin : 1 verre à liqueur.

**Papier d'Albespeyres et Barral, Fumouze, Eymonnet,** etc.

**Papier Rigollot** (13, rue Pavée).

**Papier Fruneau** (Nantes). — A base de nitre, datura, lobélie, jusquiame, belladone et digitale. Asthme.

**Papier Vlinsi.**

**Parathyrénine Grémy** (16, rue de la Tour-d'Auvergne). — Provient des glandes parathyroïdiennes. Convulsions, épilepsie, etc. Pilules : 1 à 2 par jour. Ampoules (0 gr. 10).

**Paratoxine du Dr Lemoine** (Paillard-Ducatte, 8, place de la Madeleine, Paris). — Préparation extraite du foie. Ampoules : 1 centimètre cube par jour. Pilules : 3 à 4 les jours où l'on ne fait pas d'injections.

**Pastilles Brunelet** (22, rue Turbigo, Paris). — Contiennent : borate de soude, menthol, cocaïne. 10 à 12 par jour.

**Pastilles de charbon de Belloc** (Champigny et Cie, 19, rue Jacob, Paris). — 8 à 10 par jour.

**Pastilles de cocaïne Midy** (9, rue du Commandant-Rivière, Paris). — Contiennent : chlorhydrate de cocaïne, biborate de soude, chlorate de potasse, 10 à 12 par jour.

**Pastilles Dethan** (11, rue Alphonse-de-Neuville, Paris). — Contiennent : chlorate de potasse, baume de tolu, sucre. 10 à 20 par jour.

**Pastilles Houdé** (9, rue Dieu, Paris). — 0 gr. 003 de chlorhydrate de cocaïne. 5 à 8 par jour.

**Pastilles laxatives Châtel-Guyon Gubler** (Paillard-Ducatte, 8, place de la Madeleine, Paris.). — A base de sel de Châtel-Guyon-Gubler, phtaléine du phénol et podophylle. 1 à 2 en se couchant.

**Pastilles Libéria** (Fiévet, 53, rue Réaumur, Paris). — 3 à 20 par jour.

**Pastilles Paterson** (Dethan, 11, rue Alphonse-de-Neuville, Paris). — A base de bismuth et de magnésie décarbonatée. 15 à 20 par jour. Enfants : demi-dose.

**Pastilles à la sulfocaïne du Dr Fayès** (Fouquet et Cie, 55, rue du Temple, Paris). — A base de sulfocaïne, aconit, codéine et menthol. Enfants, 8 à 13 ans : une demi-pastille toutes les deux heures. Adultes : 1 pastille toutes les heures.

**Pastilles Valda** (Canonne, 49, rue Réaumur, Paris). — A base d'extraits de plantes balsamiques et de menthol. 2 à 4 par jour.

**Pastilles de Vichy-Etat** (24, boulevard des Capucines).

**Pastilles Victoria** (Trapenard, 61, rue de l'Arcade, Paris). — A base de phénolphtaléine. Laxatives et purgatives. 2 à 4 par jour.

**Pâte d'aconit Bonjean** (Dussuel et Faure, 26, rue des Petits-Champs, Paris). — Bonbons à base d'aconit, d'érysimum et de lichen. 7 à 8 par jour.

**Pâte Aubergier** (Comar et Cie). — A base de suc de laitue. 6 à 10 morceaux par jour.

**Paralactine Byla** (89, rue de Montrouge, à Gentilly, Seine). — Symbiose de bacilles paralactiques. Comprimés, 6 par jour. Bouillon végétal peptoné, 2 verres à bordeaux par jour.

**Pâte Berthé** (Etablissements Fumouze, 78, rue du Faubourg-Saint-Denis, Paris). — Contient codéine et essence de laurier-cerise. 10 à 20 morceaux.

**Pâte Neyret** (9, rue Saint-Alexandre, Lyon). — Contient : salicylate de soude, menthol, cocaïne, excipient spécial. Angines. 8 à 12 morceaux par jour.

**Pélagine** (Fournier, 21, rue Saint-Pétersbourg).

**Pelletiérine Tanret** (14, rue d'Alger).

**Penghawan-Djambi** (Vicario).

**Pepsigénol** (Delouche, 2 place Vendôme). — Sans

alcaloïdes ni toxiques. Comprimés de 0,85 une heure après le repas dans l'hypochlorhydrie, etc.

**Peptokola Robin** (13, rue de Poissy, Paris). — A base de glycérophosphate de chaux et de soude, de kola et de peptone. 1 verre à liqueur après chaque repas.

**Peptone Byla** (89, rue de Montrouge, Gentilly, Seine). — Peptone en poudre. 4 cuillerées à bouche par jour.

**Peptone Catillon** (3, boulevard Saint-Martin, Paris). — Poudre, solution et vin. Voir deuxième liste.

**Peptone Cornélis** (Bruneau). — 3 à 6 cuillerées à bouche.

**Peptone Defresne** (Macquaire, 142, rue du Bac, Paris). — Elixir. Peptone paillettes. Peptone liquide. Vin de peptone.

**Peptone Olléac** (Cayron, Châteauroux, Indre). — 2 à 6 cuillerées à soupe par jour.

**Peptone soluble du Dr Schmitt** (119, rue Nationale, Lille). — Poudre et vin.

**Peptone Vassal** (Danjou, 40, rue de Béthune, Lille). — Etats aigus : 1 flacon en trois jours. Etats chroniques : 4 cuillerées à soupe par jour.

**Peptosantal Vicario** (17, boulevard Haussmann, Paris). — Capsules, 5 à 10 par jour. Sirop, 2 à 4 cuillerées à soupe par jour.

**Peptovalériane Gigon** (7, rue Coq-Héron, Paris). — Extrait liquide de valériane fraîche. 2 à 4 cuillerées à café par vingt-quatre heures.

**Perhydrol buccal** (3, rue Palermo, Nice).

**Péricols Legros** (Pharmacie Française, 1, place de la République, Paris). — Discoïdes vaginaux.

**Perles de Chapoteaut** (Vial, 1, rue Bourdaloue, Paris.). — Pepsine dialysée. 2 perles après chaque repas.

**Perles du Dr Clertan** (Champigny et Cie, 19, rue Jacob, Paris). — Perles de créosote, 4 à 5 par jour. Perles d'essence de térébenthine, 4 à 12 par jour. Perles d'éther, 5 à 10 par jour. Perles de gaïacol, 4 à 5 par jour. Perles d'iodoforme, 2 à 5 par jour. Perles de quinine (0 gr. 10 de sel de quinine).

**Peroxydine** (Hettich, 137, rue de Rome, Paris). — Solution hydroalcoolique d'ozone. 4 à 6 cuillerées à café par jour.

**Persodine.** — Voir deuxième liste.

**Pertussin** (Salle et Cie, 4, rue Elzévir, Paris). — Sirop à base d'extrait de thymol. Coqueluche et maladies des voies respiratoires. Adultes : 3 à 8 cuillerées à soupe. Enfants : 3 à 8 cuillerées à café.

**Pétréoline Lancelot** (26, rue Saint-Claude).

**Phéneucalyptol Roussel** (Mousnier et Cie). — 1 centimètre cube = 0 gr. 10 d'acide phénique et 0 gr. 20 d'eucalyptol en injections.

**Phénol Bobeuf** (Alexandre, 41, rue de Rome, Paris). — Antiseptique.

**Phénosalyl Tercinet.** — Voir deuxième liste.

**Phosphate de fer Leras** (Vial, 1, rue Bourdaloue, Paris). — A base de pyrophosphate de fer et de soude. Sirop et solution : 2 à 4 cuillerées à soupe par jour.

**Phosphate granulé Sébaste** (Gilbert, 47, avenue de l'Observatoire, Paris). — Contient : phosphate de chaux, hypophosphite de soude et acide phosphorique. 2 à 4 cuillerées à café par jour.

**Phosphate vital Jacquemaire** (Villefranche, Rhône). — *Ampoules* injectables de glycérophosphate de soude, de glycérophosphate de chaux, de glycérophosphate de fer. — *Granulés* de glycérophosphate de chaux, glycérophosphate de soude, glycérophosphate de fer, granulé composé. — *Solutions gazeuses* de glycérophosphate de chaux, de glycérophosphate de soude.

**Phosphatine Fallières** (Chassaing et Cie, avenue Victoria, Paris). — Farine contenant phosphate bicalcique assimilable.

**Phytine** (L. Ciba, Saint-Fons, Rhône). — Principe phospho-organique des graines végétales. Cachets : 2 à 3 par jour. Comprimés : 2 à 3. Pilules : 4 à 6. Granulé : 2 à 3 mesures. Fortossan.

**Pilules antidiabétiques** (Baudon, 12, rue Charles). — Arsenico-lithinées, benzoïques et ferrugineuses, 2 à 3 capsules par jour 1 heure avant les repas.

**Pilules antidiabétiques Midy** (9, rue du Commandant-Rivière, Paris). — Contiennent : antipyrine, bromhydrate de quinine. Codéine. Excipient, 4 par jour pendant quinze jours.

**Pilules antidyspeptiques Lancelot** (26, rue Saint-Claude, Paris). — A base de quassine, de cascara sagrada et de strychnine. 1 à 2 pilules avant chaque repas.

**Pilules antihépatiques Debouzy** (Longuet).

**Pilules Bengué** (47, rue Blanche, Paris). — A base de valérianate de quinine et d'aconitine cristallisée. Névralgies. Ne pas dépasser 4. Ne pas en donner aux enfants.

**Pilules Bosredon** (Gigon, 7, rue Coq-Héron, Paris), — A base d'aloès des Barbades, gomme-gutte, coloquinte et crême de tartre. 1 pilule en se couchant.

**Pilules de Cabanès** (17, rue Cadet, Paris). — (0 gr. 01 de bichlorure de mercure). 2 à 3 par jour.

**Pilules Coulpier** (30, rue Louis-le-Grand, Paris). — Contiennent : permanganate de lithine et méthylarsinate disodique. Diabète et furonculose. 8 à 12 par jour.

**Pilules Doumer** (Lancelot, 26, rue Saint-Claude). — Bleu de méthylène.

**Pilules Eparvier** (26, Grande-Rue Saint-Clair, Lyon). — Contiennent : extrait de cascara sagrada. Poudre de cascara sagrada. 10 pilules tous les soirs.

**Pilules d'hypophosphite Churchill** (Swann).

**Pilules de Lancereaux** (Couturieux, 57, avenue d'Antin, Paris). — Contiennent : scille, digitale, scammonée. 4 à 8 par jour.

**Pilules de Lartigue** (Fumouze). — 1 à 2 pilules comme préventif. 4 à 10 contre la goutte déclarée.

**Pilules Limousin à l'Hopogan.**

**Pilules savonneuses de Boissy** (Delouche et Cie, 2, place Vendôme, Paris). — Contiennent : convolvulus scammoniensis pulvérisé, rhamnus purshiana, extract. evonymus atropurpureus, extract. rhamnus frangula, extract. amygdalus persica, savon médicinal. 2 pilules au repas du soir.

**Pilules du Dr Séjournet** (Leprince, 62, rue de la Tour, Paris). — A base de santonine. Antidiabétiques 1 à chaque repas.

**Pilules Tendron,** au cimicifuga.

**Pilules toni-formiques Roussel** (10, rue Washington, Paris). — (0gr. 20 de formiate de soude) 3 à 6 par jour.

**Pipérazine Midy.** — Voir deuxième liste.

**Pipérazol Tissot** (34, boulevard de Clichy, Paris).

— Granulé à base de pipérazine et de lithine. 1 cuillerée à café dans un verre d'eau, matin et soir.

**Pistoia Planche** (1, boulevard de la Madeleine, Marseille). — Cachets à base de gentiane, de pistolochia. Antigoutteux. 1 cachet par jour, le matin, à jeun.

**Pixol** (Kochly, 160, rue Saint-Maur, Paris). — Comprimés contenant : extrait sec de Pichi, urotropine. 4 à 6 par jour.

**Plasma de Quinton** (Carrion, 54, faubourg Saint-Honoré).

**Plasmine Viel** (4, rue de Toulouse, Rennes). — Adultes : 1/4 ou 1/2 flacon par jour. Enfants : demi-dose.

**Plasmon.** — Poudre contenant la caséine et les nucléo-albumines du lait. Plasmon simple. Plasmon au cacao. Chocolat au plasmon. Biscuits au plasmon. Pain au plasmon.

**Pneumococcine** (Viel, 4, rue de Toulouse, Rennes). — A base de biiodhydrate de terpine. Ampoules, Capsules.

**Podophyle Coirre.** — Voir deuxième liste.

**Poliol Churchill.** — Gui aux glycéros. Ampoules toniques. Cacodylate de strychnine.

**Polyformiate Couturieux** (57, avenue d'Antin, Paris). — Comprimés contenant : formiates de soude, de chaux, de magnésie, de fer et de caféine. 3 à 12 par jour.

**Polyphorine Freyssinge.**

**Pommade adréno-styptique.** — Voir deuxième liste.

**Pommades Lorot** (42, rue Richer).

**Pommade Royer** (A. Dupuy, 225, rue Saint-Martin, Paris). A base d'extrait de millefeuille ; astringente et calmante. Hémorroïdes externes.

**Poudre américaine Leroy** (Landrin, 20, rue La Rochefoucauld, Paris). — A base de poivre cubèbe et de grindelia robusta.

**Poudre antiasthmatique du Dr Cléry** (Chassin et Dumesny, 53, boulevard Saint-Martin, Paris). — A base de suc de pin maritime, du fruit de la kasmych d'Egypte et de sels minéraux.

**Poudre Escouflaire.** — Voir deuxième liste.

**Poudre Genia.** — Contient : carbonate de chaux précipité, citrate de soude, phosphate de chaux bicalcique, bicarbonate de soude, lactate de chaux, magnésie hydratée, chlorhydrate de cocaïne. 2 à 4 cuillerées à café par jour.

**Poudre Jifa** (Fougerat, 44, rue Chaptal, à Levallois). — Voir deuxième liste.

**Poudre laxative de Souligoux** (Chassaing, avenue Victoria).

**Poudre Kutnow** (Roberts et Cie, 5, rue de la Paix, Paris). — Poudre laxative contenant le principe actif des eaux de Karlsbad. 1 à 4 cuillerées à café.

**Poudres Paterson** (Dethan). — Bismuth et magnésie. 2 à 4 par jour.

**Poudre de respirator Maxim** (Trouette-Perret, 15, rue des Immeubles-Industriels, Paris). — A base de plantes américaines. Antiasthmatique.

**Poudre sulfureuse Simon** (Mariani, 41, boulevard Haussmann, Paris). — Sert à préparer de l'eau sulfureuse.

**Poudre de viande** (Trouette).

**Prasoïde du Dr Heckel** (Nitol, 6, rue Chanoinesse, Paris). — Liquide contenant les principes actifs de la globulaire. Arthritisme. Goutte. 10 à 40 gouttes matin et soir.

**Protiode Grémy** (16, rue de la Tour-d'Auvergne, Paris). Composé iodé organique. 15 à 20 gouttes deux ou trois fois par jour.

**Prunelline.** — Voir deuxième liste.

**Pulmosérum Bailly** (13, rue de Rome, Paris). — Contient : gaïacol, acide phosphorique et calcium. 1 cuillerée à soupe matin et soir.

**Pulvéol** (118, rue Montmartre). — Poudre et pastilles.

**Pulvo-képhir.** — Soc. d'alim. lactée.

**Purée de fruits.** — Voir deuxième liste.

**Purgatif Cordier** (Parthenay, Deux-Sèvres). — A base de résines de convolvulus et de saccharate de magnésie vanillée.

Enfants : 1/2 à 1 paquet. Adultes : 2 à 3 paquets.

**Purgène** (Leker, 13, rue Marbeuf, Paris). Pastilles purgatives à base de phénol-phtaléine.

**Purgine Laurent** (Larochette).

**Purgyl** (Kœhly, rue Saint-Maur). — 1 à 2 tablettes.

**Pyosine** (Lenoir, à Nomény, Meurthe-et-Moselle). — A base de salicyl-cinnamo-dioxybenzol. Poudre. Solution glycérinée. Suppurations.

**Pyroléol** (Edet à Alençon, Orne). — Huile de mélillot composée. Contre les brûlures.

**Quassia-Kina Rabot** (à Courbevoie, Seine). — A base de quassia, de quinquina et d'écorces d'oranges amères. Vin tonique.

**Quassine Frémint** (Fressinge, 6, rue Abel, Paris). — Pilules contenant quassine amorphe et des extraits amers glycérinés. 1 à 2 avant chaque repas.

**Quiétol** (Poulenc). — En cachets.

**Quina Laroche** (Comar et Cie). — Contient les principes actifs des quinquinas rouge, jaune et gris.

**Quinium Labarraque** (Champigny et Cie, 19, rue Jacob, Paris). — Contient les principes actifs du quinquina.

**Quinium Roy.**

**Quinquina Watelet.** — Voir deuxième liste.

**Quinoforme** (Lacroix, 29, rue Philippe-de-Girard).

**Radium Jaboin.** — Voir deuxième liste.

**Raquin (injection)** (Fumouze, faubourg Saint-Denis, 78). — Copahivate de soude.

**Régyl.** — Peroxyde de magnésium. Fluorures et ferments. Comprimés aux repas.

**Remède d'Abyssinie d'Exibard** (Ferré, Blottière et Cie, 6, rue Dombasle, Paris). — Antiasthmatique à base de nitre, lobélie et solanées vireuses. Cigarettes. Feuilles à fumer. Poudre.

**Rénaline française** (Société fédérale des Pharmaciens de France, 11, rue Payenne, Paris). — Extrait des capsules surrénales du bœuf, à base d'adrénaline. Solution chlorhydrique. Suppositoires. Ovules gynécologiques.

**Rénococaïne** (Société des Pharmaciens de France, 11, rue Payenne, Paris). — Adrénaline et cocaïne. Anesthésie locale.

**Revalescière Dubarry.**

**Rhagadine Bracquemond** (71, avenue de Villiers). Gerçures, crevasses du sein.

**Rhamno-fer Eparvier** (26, Grande-Rue Saint-Clair, Lyon). — Dragées contenant : fer réduit, extrait d'absinthe, extrait de rhamnus purshiana, poudre de rhamnus purshiana. 2 à 4 par jour.

**Rhomnol.** — Voir deuxième liste.

**Ricinose Gauthier** (21, rue Marbeuf, Paris). — Dragées contenant le principe actif de l'huile de ricin. 1 à 4 comme laxatif ou purgatif.

**Rob Lechaux** (Collin, rue de Maubeuge, 49). — A base de cresson, sirop d'écorce, quinquina, KI. Par cuillerée à café ou à soupe selon l'âge.

**Royérine Dupuy** (225, rue Saint-Martin, Paris). — Cachets contenant : pepsine extractive, pancréatine, sous-carbonate de bismuth. 2 à 4 par jour aux repas.

**Salène** (Ciba, à Saint-Fons, Rhône).

**Salicol Dusaule** (Freyssinge, 6 rue Abel, Paris). — Solution antiseptique complexe (thym, acide salicylique, etc.).

**Salit Heyden** (Rouvel, 3, rue du Plâtre, Paris). — Préparation salicylique liquide pour frictions dans névralgies, rhumatismes, etc.

**Salubrine Phénix** (Société des Eaux Minérales, 7, rue Charon, Paris). — Antiseptique à base de formaldéhyde, eau oxygénée et thymol.

**Sambucium Bruneau.** — Extrait fluide de la deuxième écorce du sambucus nigra. Diurétique, 3 à 6 cuillerées à café par jour.

**Sanguinal** (Bruneryo). — Iodé, laxatif, simple. 6 à 8 pilules pour les adultes; 1/2 dose pour les enfants.

**Sanoforme** (Tardieu et Cie). — Formaldéhyde et divers.

**Santal Midy.** — Dosé à 0 gr. 20. 6 à 12 capsules.

**Santal Riquet** (Barbin, 40, rue Trézel).

**Santhéose** (4, rue du Roi de Sicile, Paris). — Voir deuxième liste.

**Santyl-Knoll** (Bousquet, 140, faubourg Saint-Honoré, Paris). — Capsules renfermant 0 gr. 40 de santyl (éther salicylique neutre du santalol). 2 capsules, trois à quatre fois par jour après les repas.

**Savons Montagu, Vigier,** etc.

**Scorogène** (Comar et Cie). — Granulé à base de mucilages, algues, boldo. Laxatif. 2 à 6 cuillerées à café par jour.

**Sedlitz Charles Chanteaud** (Régulateur intestinal). — Voir deuxième liste.

**Sektal** (Grémy, 16, rue de la Tour-d'Auvergne, Paris). — Pilules (0 gr. 30 de sektal). 8 à 10 par jour. Santalol et acide camphorique.

**Sels effervescents Le Perdriel.**

**Sel de Hunt.** — Voir deuxième liste.

**Sels de Pennès.** — Voir deuxième liste.

**Sénécine Frick** (Moncour, 49, avenue Victor-Hugo, Boulogne, Seine). — Elixir à base de senecio jacobea. Aménorrhée et dysménorrhée. 2 à 4 cuillerées à café par jour.

**Sérum antivenimeux** (Poulenc).

**Sérum-collyre des Drs Billard et Maltet** (Société de Physiologie du Puits-d'Angle, Seine-et-Oise). — Prélevé sur des volatiles. N'est pas injectable. S'emploie en instillations.

**Sérum de cheval** (Barlerin, 10, rue de Strasbourg).

**Sérum ferrugineux Fraisse** (85, rue Mozart). — Cacodylate de fer glycéro et strychnine.

**Sérum névrosthénique Fraisse.** — Cacodylate de strychnine et glycero.

**Siamoc.** — Farine chocolatée, etc. 1 cuillerée à soupe.

**Sinapisme Rigollot.** — Voir page 309.

**Sirodion** (Martin, 228, rue de Paris, Montreuil, Seine). — Grippe, coqueluche, etc.

**Sirop antispasmodique André** (Badel, 2, rue des

Alpes, à Valence, Drôme). — A base de belladone et de bromure de potassium. 3 cuillerées à café par jour.

**Sirop d'Aubergier** (Comar et Cie). — A base de lactucarium. Adultes : 3 à 6 cuillerées à bouche par jour. Enfants : 2 à 4 cuillerées à café.

**Sirop Berthé à la codéine** (Fumouze).

**Sirop de Blancard** (40, rue La Rochefoucauld). — Avec 0 gr. 10 d'iodure par cuillerée à soupe.

**Sirop Blanchot** (15, avenue du parc de Monsouris). — Associe la bourdaine aux laxatifs de choix.

**Sirop de Bousquet** à la dionine (Bousquet, 140, faubourg Saint-Honoré).

**Sirop de bromure** (Souffron).

**Sirop Crosnier** (6, rue Chanoinesse, Paris). — A base de monosulfure de sodium, 1 cuillerée à bouche deux ou trois fois par jour, une heure avant ou deux heures après les repas.

**Sirop Delabarre** (Etablissements Fumouze, 78, rue du faubourg Saint-Denis, Paris). — A base de suc de tamarin et d'extrait de safran. Accidents de dentition.

**Sirop Derbecq** (74, boulevard Beaumarchais, Paris). — A base de *grindelia robusta*. Coqueluche, 5 à 6 cuillerées à soupe ou à café, suivant l'âge.

**Sirop Despinoy** (3, rue Turgot, Paris). — A l'extrait pur de foie de morue. Adultes : 2 cuillerées à soupe par jour. Enfants : 2 à 3 cuillerées à café.

**Sirop de digitale de Labélonye** (99, rue d'Aboukir, Paris). — Voir page 282.

**Sirop du Dr Dubreuil** (Hautdidier, 37, rue Galilée, Paris). — A base de citrophène, tussol, toluène, sirop de tolu et de café, 3 cuillerées à café ou 3 cuillerées à soupe suivant l'âge.

**Sirop du Dr Dufau** (Coirre, 79, rue du Cherche-Midi, Paris). — A base d'extrait de stigmates de maïs. 2 à 3 cuillerées à soupe par jour.

**Sirop de Dusart** (Vial, 1, rue Bourdaloue, Paris). — A base de lactophosphate de chaux et acide lactique. 2 à 6 cuillerées à bouche avant les repas.

**Sirop d'élixir Guillié.** — Page 206.

**Sirop d'Erva** (Lorot, 42, rue Richer, Paris). — A base de chlorhydrate d'héroïne, 0 gr. 005 ; bromoforme, 0 gr. 15. 4 à 6 cuillerées à soupe par jour.

**Sirop Famel** (26, rue de la Réunion, Paris). — Contient par cuillerée à soupe : lactate de créosote soluble, phosphate de chaux, codéine, 0 gr. 005 ; cocaïne, 0 gr. 01 ; alcoolature d'aconit, II gouttes. Adultes : 2 à 4 cuillerées à soupe par jour. Enfants : 1 à 4 cuillerées à café. Voir deuxième liste.

**Sirop de Fellows** (Roberts et Cie, 5, rue de la Paix, Paris). — Contient : hypophosphites de quinine, de fer, de strychnine, de chaux, de manganèse et de potasse. 1 à 2 cuillerées à café après chaque repas.

**Sirop ferrugineux Laroze** (Rohais et Cie, 2, rue des Lions-Saint-Paul, Paris). — Contient : extrait d'oranges amères, extrait de quassia amara, protoiodure de fer. 1 cuillerée à soupe avant chaque repas.

**Sirop de Follet** (Champigny et Cie, 19, rue Jacob, Paris). — 1 gramme d' hydrate de chloral, par cuillerée à soupe. 1 à 3 par jour.

**Sirop Fraisse** (85, rue Mozart, Paris). — A base de l'oxyhémoglobine du sang de bœuf et glycérophosphate de soude. 3 à 6 cuillerées à soupe par jour.

**Sirop de gaïacol** (Vacheron, Sainte-Foy, près Lyon).

**Sirop Gelineau** (Mousnier et Cie, 26, rue Houdan, Sceaux). — Contient : bromure de potassium et chloral hydraté. Coqueluche, adultes : 2 à 4 cuillerées à bouche par jour ; enfants : 2 à 4 cuillerées à café.

**Sirop de Gille** (Girard et Cie, 78, rue Sainte-Anne, Paris). — Contient protoiodure de fer. 1 à 2 cuillerées à bouche à la fin de chaque repas.

**Sirop de Grimault** (Vial, 1, rue Bourdaloue, Paris). — Sirop de raifort additionné du suc de diverses plantes antiscorbutiques et d'iode. 1 cuillerée à bouche, deux fois par jour.

**Sirop Guilliermond iodo-tannique** (Deglos, 131, rue de Vaugirard, Paris). — 3 à 4 cuillerées à soupe par jour. Enfants, 1 cuillerée à soupe après chaque repas à partir de 8 ans; à café au-dessous. 30 grammes de sirop = 0,05 d'iode.

**Sirop du Dr Hecquet** (Montagu, 13, rue des Lombards, Paris). — Contient sesquibromure de fer. 1 à 3 cuillerées à soupe par jour.

**Sirop d'hémoglobine Byla** (89, rue de Montrouge, à Gentilly, Seine). — A base d'hémocristalline. 2 à 4 cuillerées à bouche par jour.

**Sirop de Henri Mure** (Gazagne, Pont-Saint-Esprit, Gard). — Voir deuxième liste.

**Sirop iodotannique phosphaté de Cartaz** (81, rue Lafayette, Paris). — Contient iode combiné au tanin végétal et au glycérophosphate de chaux. 2 à 3 cuillerées à bouche par jour.

**Sirop iodotannique.** — Voir p. 26 et 310.

**Sirop ioduré Rogé-Cavaillès.** — 1 gramme d'iodure de potassium par cuillerée à bouche. 1 à 3 par jour.

**Sirop Jane** (Gilbert, 3, rue du Trésor, Paris). — A base de bromoforme, codéine, morphine, acide phénique, par cuillerées à soupe : 2 à 5.

**Sirop lacto-phosphaté Blottière** (6, rue Dombasle) Paris). — 0 gr. 50 de lactophosphate de chaux acide par cuillerée à bouche. 2 à 4 par jour.

**Sirop du Dr Lagnoux** (Forges-les-Bains, Seine-et-Oise). — A base de valérianate de caféine. Par cuillerées à café ou à bouche suivant l'âge.

**Sirop de Lamouroux** (Girard et Cie, 78, rue Sainte-Anne, Paris). — A base d'extrait thébaïque associé à : coquelicot, lichen, réglisse, jujubes, tilleul, mou de veau, erysimum, polygala. Adultes : 2 à 6 cuillerées à soupe. Enfants : 2 à 4 cuillerées à café.

**Sirop Laroze aux bromures** (Rohais et Cie).

**Sirop laxatif** (Chapotot, Voir p. 236).

**Sirop du Dr Manceau aux pommes de reinette** (Guillon, à Château-du-Loir, Sarthe). — Avec séné, etc. 1/2 cuillerée à café jusqu'à trois mois ; 1 cuillerée à café jusqu'à un an.

**Sirop Nourry** (Comar et Cie). — Voir deuxième liste.

**Sirop de papaïne** (Trouette, 15, rue des Immeubles Industriels). — Enfants par 1/2 cuillerée à café dans les entérites. Sirop : 1 cuillerée à dessert. Elixir : 1 verre à liqueur. Cachets : 1 à 2.

**Sirop polybromuré** (Gonon, Lyon).

**Sirop de Rabuteau** (Comar et Cie). — 0 gr. 50 de protochlorure de fer par cuillerée à dessert. 1 cuillerée à dessert à chaque repas, enfants surtout.

**Sirop Rami.** — Voir deuxième liste.

**Sirop Ramos** (Robert, 36, rue de Cursol, Bordeaux). — A base de bromoforme, acide phénique, codéine, aconit, tolu et laurier-cerise. Adultes : 4 à 5 cuillerées à bouche par jour. Enfants : 4 à 5 cuillerées à café.

**Sirop du Dr Reinvillier** (Deglos, 131, rue de Vaugirard, Paris). — A base de phosphate de chaux gélatineux. 1 cuillerée à bouche à chaque repas.

**Sirop sulfureux Moisan** (15, rue Saint-Mandé, Charenton, Seine). — Contient : monosulfure de sodium, alcoolature d'aconit, extrait thébaïque, sirop de goudron. 1 cuillerée à bouche matin et soir.

**Sirop de Teyssèdre** (Teyssèdre, pharmacien à Limoges). — Bromure de calcium.

**Sirop de Thiocol.** — Voir deuxième liste.

**Sirop de Vacheron** (4, avenue Valioud, Sainte-Foy, pr Lyon). — 0 gr. 15 de gaïacol par cuillerée à bouche 2 à 4 par jour.

**Sirop Vido** (David-Rabot, à Courbevoie, Seine). — Contient héroïne et bromoforme. Adultes : 4 à 6 cuillerées à bouche. Enfants : 1 à 6 cuillerées à café.

**Solurol Clin** (Comar et Cie). — Comprimés de 0 gr. 25 de solurol. 3 à 6.

**Solution de digitaline cristallisée de Petit-Mialhe.**

**Solution de Dusart.** — Au lactophosphate.

**Solution Mure au chlorhydrophosphate de chaux.** — Par cuillerées.

**Solution Odet.** — Voir page 188.

**Solution Pautauberge.** — Créosote, etc.

**Solution du Dr Watelet.** — Voir page 311.

**Somatose Bayer.** — Préparation d'albumoses extraites de la viande fraîche. En liquide et poudre.

**Somine Naux** (45, rue Ibry, à Neuilly-sur-Seine). — Viande intégrale du bœuf liquéfiée à froid, 3 à 4 cuillerées à soupe par jour aux repas.

**Soudanine** (Thibault et Olive, rue Saint-Léonard, Nantes). — Dragées à base de kola fraîche, 5 à 10 par jour en dehors des repas.

**Spartéine Houdé.** — En granulés.

**Spécifique Lancelot** (14, rue du Rendez-vous). — Antiasthmatique.

**Spermine Poehl** (32, boulevard Sébastopol). — Gouttes 20 à 30, 3 fois par jour ou injections.

**Sphérulines Moncour.** — Opothérapie.

**Sphygmotopique Chaix.** — Adrénaline, etc.

**Spirosal** (Bayer). — Succédané du salicylate de méthyle.

**Staphylase du Dr Doyen.** — Voir deuxième liste.

**Staphylococcine Fraquet** (9, avenue de Villiers). — 4 à 8 comprimés.

**Stomacol Boulet** (36, avenue Duquesne). — Voir page 36.

**Stovaïne Billon.** — Voir deuxième liste.

**Strontium bromuré Midy** (9, rue du Commandant-Rivière, Paris). — 2 grammes de bromure de strontium par cuillerée à bouche. 1 à 3 par jour.

**Strophantine Catillon.** — Voir deuxième liste.

**Strophantus Catillon** (3, boulevard Saint-Martin, Paris). — Granules, 0 gr. 001 d'extrait titré. 2 à 4 par jour. Granules de strophantine cristallisée (dosés au 1/10 de milligramme). 1 à 5 par jour.

**Strychno-cacodyl Bonjean.**

**Stypticine** (Merck).

**Suc Durham** (Société des Eaux minérales, 30, rue de Londres). — Jus de viande.

**Sucre edulcor** (Ferré, 142, faubourg Saint-Germain, Paris). — Pastilles à base de sulfinide benzoïque. Pour diabétiques. 1 pastille.

**Sucs organiques autolysés Byla.** — Voir page 238.

**Sulfhydral** (Ch. Chanteaud, 54, rue des Francs-

Bourgeois, Paris). — Granules (0 gr. 01) de monosulfure de calcium. Maladies infectieuses. 4 à 10 granules par jour.

**Sulfo-Bore.** — Voir deuxième liste.

**Sulfodragine** (Kügler, 46, rue de Moscou, Paris). — Dragées (0 gr. 01 de sulfate de quinine). 2 à 6 par jour.

**Sulfo-Mel du Dr Fayès** (Fouquet et Cie, rue du Temple, Paris). — Miel des Alpes contenant du soufre à l'état naissant. 1 à 6 cuillerées à café.

**Sulfo-rhinol du Dr Fayès** (Fouquet et Cie, 55, rue du Temple, Paris). — Baume à base de vaseline stérilisée, soufre précipité et essence de benjoin. Pour le nez.

**Sulfure d'allyle Roussel.** — Injections avec 0 gr. 01 de sulfure d'allyle et 0 gr. 20 d'eucalyptol par centimètre cube.

**Sulfurine du Dr Langlebert** (Adrian, 9 et 11, rue de la Perle, Paris). — Bain et savon. Affections de la peau.

**Suppositoires d'adrénaline Clin.** — 1 ou 2 par jour.

**Suppositoires adréno-styptiques Midy** (9, rue du Commandant-Rivière, Paris). — Contenant : adrénaline, stovaïne, anesthésine, excipient anti-hémorroïdaire. 1 à 2 suppositoires par jour.

**Suppositoires d'anusol du Dr Gœdeke** (Mialhe,

8, rue Favart, Paris). — A base d'iodo-résorcino-sulfite de bismuth. Hémorroïdes. Un le matin et un le soir.

**Suppositoires Chaumel.**

**Suppositoires Pépet** (20, faubourg Poissonnière).

**Suppositoires Royer** (A. Dupuy, 225, rue Saint-Martin, Paris). — A base d'extrait de millefeuille. 1 ou 2 tous les jours.

**Synergyl Vadam** (29, rue Mogador, Paris). — Ampoules contenant : méthylarsinate de soude, nucléinate de soude, cacodylate de strychnine. Injections sous-cutanées, 1 ampoule tous les jours, Granulé : 2 cuillerées à café par jour.

**Tablettes du Dr Bousquet** (140, faubourg Saint-Honoré, Paris). — 1° A la dionine Merck. 2° A la stypticine (0 gr. 05 de chlorhydrate de cotarnine). Hémostatiques.

Au tanin (0 gr. 20) : 5 à 10 par jour.

Au véronal, dosées à 0 gr. 50. Hypnotiques et antispasmodiques.

**Tablettes de Catillon de corps thyroïde.** — Voir p. 314.

**Tablettes de duotal Heyden** (Rouvel, 3, rue du Plâtre, Paris). — (0 gr. 50) 1 comprimé, quatre fois par jour.

**Tablettes oxymenthol Perraudin** (70, rue Legendre,

Paris). — A base d'oxygène naissant, de menthol, de cocaïne, de stovaïne, de benzoate de soude et d'extraits végétaux. 6 à 10 par jour.

**Tablettes Perroud** (7, rue des Archers, Lyon). — Contenant carbonate de bismuth. 3 à 10 par jour.

**Tablettes de thyroïde Catillon** (3, faubourg Saint-Martin, Paris). — 0 gr. 25 de corps thyroïde par tablette. Myxœdème. 1 à 2 tous les jours. Goitre et obésité, 4 à 10.

**Tænifuge français du Dr Duhourcau** (Pharmacie Centrale de France, 7, rue de Jouy, Paris). — Capsules à base d'extraits chloroformo-huileux de fougère mâle des Pyrénées. 12 à prendre sans purgatif.

**Tamar indien Grillon.** — Un bonbon au repas du soir ou au coucher.

**Tannigène** (Bayer) et **Tannoforme** (Merck).

**Tannurgyl** (Le Tanneur, 8, rue de Parme, Paris). — A base de sel organique de vanadium et de manganèse. Adultes : 10 à 20 gouttes à chacun des deux repas. Enfants : 2 gouttes par jour et par année d'âge.

**Teinture de Cocheux.** — Voir page 313, deuxième liste.

**Teinture de condurango Limousin.**

**Teintures extractives glycérinées de Trouette-Perret** (15, rue des Immeubles-Industriels, Paris). —

Anacardium occidentale : diabète.
Baptisia tinctoria : laxatif.
Condurango : cancer.
Coto verum : goutte et rhumatismes.
Euphorbia pilulifera : narcotique.
Fabiana imbricata : gravelle.
Leptandra virginica : diarrhées.
Toddalia aculeata : tonique.
Viburnum prunifolium : sédatif utérin, etc.

**Terpine Adrian** (9 et 11, rue de la Perle, Paris). — Elixir : 3 à 6 cuillerées à soupe. Pilules : 6 à 10 par jour.

**Tétralgine** (Routhier, Vierzon, Cher). — A base de salicylate de strontium et de lithium. Contre la céphalée, dermatoses, dyspepsie, nervosisme, scrofule. 2 cuillerées à soupe par jour.

**Tétranitrol Roussel** (10, rue Washington, Paris). — Comprimés de tétranitrate d'érythrol. Vaso-dilatateur. 1 à 3.

**Thaolaxine.** — Voir deuxième liste.

**Thé Saint-Germain de Pierlot** (Lancelot et Cie, 26, rue Saint-Claude, Paris). Thé purgatif. 5 à 10 grammes matin et soir.

**Théobromose Dumesnil** (26, rue Louis-Philippe). — 0 gr. 15 de théobromose de lithine par cuillerée à soupe, 3 à 4 par jour.

**Thiocol Roche.** — Voir deuxième liste.

**Thymol Doré** (116, rue de Belleville, Paris). —

Antiseptique à base d'essence de thym. 1 cuillerée à bouche par litre d'eau.

**Thymo-naphto-salol de Cuzel** (Monte-Carlo).

**Thyonhydrol Grémy.** — 16, rue de la Tour d'Auvergne.

**Thyratoxine Byla** (89, rue de Montrouge, à Gentilly, Seine). — 2 à 12 pastilles par jour. Thyroïdine privée des toxo-liquides et des toxo-leucomaïnes.

**Thyrénine Grémy** (16, rue de la Tour-d'Auvergne, Paris). — A base des principes actifs de la glande thyroïde. 1 et 2 pastilles par jour.

**Tiodine Cognet** (43, rue de Saintonge, Paris). — (Thiosinnaminéthyliodide). Ampoules : 1 tous les deux jours pendant un mois.
Pilules : 2 à 6 par jour, aux repas.

**Tonikeine Chevretin** (24, rue Caumartin). — Glycéro, 0 gr. 20, cacodylate, 0 gr. 05 ; strychnine, 0 gr. 01 par 5 centimètres cubes d'eau de mer.

**Topique Bengué** (47, rue Blanche, Paris). — Baume analgésique se composant de lanoline, menthol et mésotane.

**Tribromure Gigon** (7, rue Coq-Héron). — 1 à 4 cuillères-mesure.

**Tricalcine** (42, rue Blanche). — Comprimé ou 1 cuillère-mesure ; prendre aux 3 repas.

**Tridigestine Dalloz.** — Voir deuxième liste.

**Trinitrine Roussel.** — V. p. 268.

**Tube Bourguignon** (Le Havre). — Avec canule et pommade (stovaïne, adrénaline, orthoforme, belladone). Gros comme un pois.

**Tuberculine T. S. et Test** (Poulenc).

**Tubes Levasseur** (32, rue de la Monnaie, Paris). — Rouleaux de papier imprégnés de substances anti-asthmatiques. Jusqu'à 20 par jour.

**Ulcérine Berger** (La Varenne Saint-Hilaire). — Radiodermites, ulcères variqueux, etc.

**Ulmarène** (Gigon, 7, rue Coq-Héron, Paris). — Ether salicylique. 1° Ulmarène pur : badigeonnages sur la peau. 2° Ulmarol : liniment. 3° Baume du Dr Gigon à l'ulmarène : rhumatismes, névralgies, etc.

**Uraseptine.** — Voir deuxième liste.

**Uréol Charles Chanteaud** (54, rue des Francs-Bourgeois, Paris). — Granulé contenant : hexaméthylène tétramine, benzoate de soude, benzoate de lithine. 1 à 3 cuillerées à café par jour.

**Urisanine** (Coussinet, 20, rue des Martyrs). — Urotropine, stigmates de maïs, excipient balsamique, etc.

**Urodonal** (Châtelain).

**Urotropine Schœring** (Société Hélios).

**Valéral Puy** (2, rue Sainte-Claire, Grenoble). — Contenant : bromure d'ammonium et valérianate de soude. Capsules : 4 à 9 par jour. Liquide : 1 à 3 cuillerées à café par jour.

**Valérianate d'ammoniaque de Pierlot** (Lancelot et Cie). — Voir deuxième liste.

**Valérianate Laboureur.** — Voir deuxième liste. A base de valérianate d'ammoniaque solide et cristallisé. 2 granules matin et soir.

**Valérianate liquide Pachaut** (30, boulevard Haussmann).

**Valériane** et Energétène (intrait de). — Voir ces mots.

**Valérianose Gigon** (7, rue Coq-Héron, Paris). — Liquide (0 gr. 50 de bromo-valérianate de soude par cuillerée à café). 2 à 6 par jour. Capsules au gluten (0 gr. 25 de bromure-valérianate de magnésie). 4 à 12 par jour.

**Valérobromine Legrand** (Darrasse, 24, avenue Victoria).

**Valéromenthol** (Pharmacie internationale, 71, faubourg Saint-Honoré, Paris). — Liquide à base de suc frais de la valériane et du validol. 1 à 4 cuillerées à café par jour.

**Valéronal Genevrier** (2, rue du Débarcadère, Paris). — Liquide contenant véronal et extrait fluide de valériane fraiche. 2 à 6 cuillerées à café par jour.

**Valisan** (Le) Cruet, 4, rue Payenne. — Ether bornéolique de l'acide bromo-isovalérianique. 1 à 3 pilules de 0,25 : troubles nerveux, etc.

**Valodragine.** — Voir deuxième liste.

**Valyl Midy** (9, rue du Commandant-Rivière, Paris). — Capsules (0 gr. 05 de diéthylvalérianamide). 4 à 10 par jour, aux repas.

**Vanadine du Dr Chevrier** (21, faubourg Montmartre). — Liquide à base de vanadate de soude. 2 à 10 gouttes avant chaque repas.

**Varicure Marck** (Monnier, 10, rue de la Pépinière). Sans hamamelis ; varices, phlébites ; en décocté, pommade et suppositoire.

**Varilaxine.** — Voir deuxième liste.

**Vasogènes.** — Voir deuxième liste.

**Velledol Adrian** (9 et 11, rue de la Perle, Paris). — A base du principe actif du gui. Ampoules : 1 à 3 par jour. Pilules : 4 à 6 par jour.

**Veronidia** (Buisson et Cie, 16, rue Emile Raspail, Arcueil, Seine). — Solution de diéthylmaloxylurée. 1 à 3 cuillerées à bouche (à 0,25) par jour dans de l'eau.

**Vésicatoire d'Albespeyres** (Etablissements Fumouze, 78, rue du faubourg Saint-Denis, Paris). — Toile vésicante préparée avec des cantharides titrées.

**Vésicatoire liquide Bidet** (Adrian, 9 et 11, rue de la Perle, Paris). — A appliquer au pinceau.

**Vésicatoire Dubreuilh** (7, rue Judaïque, à Bordeaux).

**Vin d'Anduran** (Mousnier et Cie, 26, rue Houdan, Sceaux). — A base de colchique. Antigoutteux. 1 à 3 cuillerées à café, à jeun.

**Vin antidiabétique Rabot** (22, rue de la Paroisse, Versailles). — A base de bromure, phosphates, coca, quinquina et kola. 1 verre à madère avant les deux repas.

**Vin Aroud** (Ferré-Blottière et Cie, 6, rue Dombasle, Paris). — 1° A la viande et au quina. 2° A la viande, au quina et au fer.

2 cuillerées à bouche avant les deux repas.

**Vin de Baudon** (12, rue Charles-V, à Paris). — A base d'antimoine et phosphate de chaux. 4 à 5 verres, à liqueur ou à madère, suivant âge.

**Vin de Bravais** (Degrauwe, 130, rue Lafayette, Paris). — Contient : extrait de kola, extrait de coca, caféine, théobromine, benzoate de soude, vanilline, guaranine, vin de Pedro Ximénès. 1 à 3 verres à liqueur par jour.

**Vin de Bugeaud.** — Voir page 315.

**Vin du Dr Cabanès** (Trouette-Perret, 15, rue des Immeubles-Industriels, Paris). — Au lactophosphate de chaux et de fer, et au quinquina. 1 verre à bordeaux avant chaque repas.

**Vin de coca iodé de Renaud** (Mousnier et Cie, 26, rue Houdan, Sceaux). — A base de coca et d'iode. Adultes : 4 cuillerées à bouche par jour. Enfants : 4 cuillerées à café.

**Vin Désiles** (Sevin, 18, rue des Arts, Levallois-Perret). — A base de quinquina, coca, kola, cacao, phosphate de chaux, iode et tanin. 2 à 3 verres à bordeaux par jour.

**Vin de Dusart** (Vial, 1, rue Bourdaloue, Paris). — Au lactophosphate de chaux et à l'acide lactique. 2 à 6 cuillerées à bouche avant les repas.

**Vin Ecalle** (38, rue du Bac, Paris). — Kola et coca, 1 verre à madère aux deux repas.

**Vin Girard de la croix de Genève** (48, rue d'Alésia, Paris). — Contient : iode bisublimé, tanin pur, lactophosphate de chaux, 2 à 3 verres à madère par jour.

**Vin glycophosphaté Langlebert** (Famel, 86, rue de la Réunion).

**Vin de Kola Midy** (9, rue du Commandant-Rivière, Paris). — A base d'extrait de kola. 1 ou 2 verres à madère par jour.

**Vin de Lavoix.** — Voir deuxième liste.

**Vin du Dr Legendre.** — Voir deuxième liste.

**Vin Mariani** (41, boulevard Haussmann, Paris). — Préparé avec les feuilles fraîches de la coca du Pérou. 1 verre à madère après chaque repas. Voir deuxième liste.

**Vin de Moride** (Landrin, 20, rue La Rochefoucauld, Paris). — A base de plantes marines. Adultes : 2 ou 3 verres à madère par jour. Enfants : 1 verre à liqueur.

**Vin Nourry** (Comar et Cie). — Iode 0,05 et tanin 0 10. Adultes : 1 cuillerée à soupe aux repas. Enfants : 1 cuillerée à café aux repas.

**Vin Pausodun** (Fournier, 21, rue de Saint-Pétersbourg, Paris). — A base de kola, coca, quinquina et espèces amères. 1 verre à madère à la fin des repas.

**Vin de peptone de Chapoteaut** (Vial, 1, rue Bourdaloue, Paris). — 1 à 2 verres à bordeaux, après les repas.

**Vin de Pourtal.** — Contient tartrate ferrico-potassique, extrait de colombo, arséniate de fer. 2 à 4 cuillerées à soupe aux repas.

**Vin de G. Seguin.** — Voir deuxième liste.

**Vin urané de Pesqui** (Le Bouscat, près Bordeaux). — A base d'azotate d'urane, bromure de lithium, pepsine, quinquina et glycérine. 3 verres à madère par jour.

**Vin de Vial.** — Voir deuxième liste.

**Vinaigre de Pennès.** — Acide benzoïque et acide salicylique, etc.).

**Vioforme** (Ciba, Saint-Fons, Rhône).

**Viscalbine** (Roussel, 10, rue Washington, Paris). — A base de viscum album (gui).
1° Extrait fluide : 10 à 20 gouttes matin et soir. 2° Pilules : 1 à 2 matin et soir.

**Xéroforme** (Rouvel, 3, rue du Plâtre, Paris). — Succédané de l'iodoforme.

**Yohimbine Gilbert** (3, rue du Trésor). — 1 à 4 comprimés de 0,005.

**Zodac** (Charonnet, 40, quai National, Puteaux). — Reconstituant végétal à base d'embryons végétaux. Zodac-infusion pour déminéralisés et Zodac-aliment pour la croissance.

**Zomol** (Vial, 1, rue Bourdaloue, Paris). — Suc de viande desséché. 1 à 2 cuillerées à café ou à soupe dans du bouillon.

**Zymatine Lescène** (Livarot, Calvados). — 1 à 2 cuillerées à café par litre de lait. (Constipation habituelle des nourrissons.)

**Zytol Favrot** (28, rue de Richelieu). — Combinaison organo-minérale extrait de l'émail de dents de veau (opothérapie osseuse). 1 verre à liqueur à partir de 10 ans, avant les repas. En granulés, par mesures.

**Vaccins** (Barlerin, 10, rue Saint-Pétersbourg, Paris. — Chaumier, Tours).

## DEUXIÈME LISTE

# ÉTUDE PLUS COMPLÈTE DE QUELQUES SPÉCIALITÉS CONNUES

*N.-B. — Pour justifier ce titre et développer certains articles, nous accueillerons avec plaisir, pour les prochaines éditions, tous documents, résultats précis et références présentant un caractère vraiment scientifique. Nous ne laisserons à l'avenir, dans cette liste, que les spécialités comportant des développements ainsi compris. (Voir deuxième page de garde et chapitre III, pp.* 179 *et* 180.)

**Æthone** (Falcoz, 18, rue Vavin). — Sédatif de la toux spasmodique et de la coqueluche. Non toxique et volatil. 6 mois à 1 an : X gouttes ; à 2 ans : XV gouttes ; XV à XXX gouttes et au-dessus en répétant cinq à six fois par vingt-quatre heures (enfants) ; doses plus élevées pour adultes. Véhicule : eau sucrée ou tolu.

**Air chaud.** — Traitement appliqué dans les établissements spéciaux (Beni Barde, 63, rue de Miromesnil ; Dr Allard, 23, rue Blanche, etc.). Appareils aéro-thermo-générateurs.

**Aldogène** (15, rue d'Argenteuil). — Pour la désinfection des locaux.

**Algarine Nyrdahl** (Landrin). — Préparation à base d'algues marines ayant les indications des préparations iodées. 1 à 2 cuillerées à café de granulé par repas.

**Alexine.** — Granulé de biphosphate de manganèse et de fer soluble. 1 à 2 bouchons dans un quart de verre d'eau. Neurasthénie, cancer, anémie. (Châtelain).

**Alimentaires** (Spécialités). — Benedictus, Fougeron, Hendebert, Jamet, etc.

**Ampoules.** — Ampoules Boissy à l'iodure d'éthyle et au nitrite d'amyle. Contre l'asthme et l'angine de poitrine. — *Ampoules de bibromure de mercure Duret* (à 2 centimètres cubes et à 0 gr. 01 de mercure par centimètre cube). — *Ampoules médicamenteuses*, préparées dans un grand nombre de maisons de marque.

**Aniodol.** — Voir p. 59.

**Antalgol Dalloz** (13, boulevard de la Chapelle). — Quinosalicylate de pyramidon. 1 cuillerée à café toutes les trois heures dans le rhumatisme aigu, les névralgies, etc. 1 à 4 cuillerées à café dans les formes chroniques, migraines, goutte, gravelle, lithiase rénale, etc.

Enfants, 2 à 4 cuillerées à café suivant les cas et en dissolution dans l'eau.

**Arrhéol** (Viala, 14, avenue des Ternes). — Principe actif de l'essence de santal. Indiqué dans les cystites, la gonorrhée, la polynéphrite et la pyélite. 10 à 12 capsules par jour.

**Aseptauton-Duret-Salvarsan** (28, avenue Marceau). — S'emploie tout préparé à la dose voulue. Il comprend le tube sous le cachet d'Ehrlich.

L'appareil filtre ;

La sonde calculée pour chaque dose ;

Le sérum physiologique.

Pour s'en servir, on plonge l'appareil filtre dans la solution préparée ; il s'emplit après avoir cassé son extrémité.

**Bain de Sierck** (30, rue de Londres). — Chlorure, sodo-calcique bromé, lymphatisme, etc.

**Benzoate de naphtol Fraudin** (4, avenue Desfeux, Boulogne). — 1 cuillerée à café = 0 gr. 50. 3 à 6 cuillerées à café.

**Baume Duret** (38, avenue Marceau). — Formule complexe, agit surtout par le goudron, le camphre et le soufre (Brocq). Antiseptique, analgésique, vasoconstricteur, antiprurigineux et modificateur local. Enduire et recouvrir de toile fine. La formule de ce baume est employée par les médecins de l'hôpital Saint-Louis. Dermatoses, prurits, eczémas, etc.

**Bromone Robin** (13, rue de Poissy). — Peptone de brome, 0 gr. 50 ; KBr = XX gouttes. Maladies nerveuses.

**Bromovose** (Brochard, 33, rue Amelot). — XL gouttes = 1 gramme de KBr. Grasset recommande cette combinaison organique bromo-albuminoïde dans le cas où les bromures ne sont pas tolérés.

**Carnine Lefrancq.** — Jus de viande.

**Cataplasme ouaté.** — Voir *Ouataplasme*.

**Cérébrine** (Fournier 21, rue Saint-Pétersbourg). — Préparation éthérée à base d'antipyrine, coca, théine, extrait de café, de guarana, etc. 1 à 3 cuillerées à soupe longtemps avant les repas. Cérébrine simple, bromée (0 gr. 50 KBr par cuillerée). Iodée (0 gr. 30). Quiniée.

**Charbon de Belloc** (Champigny, 19, rue Jacob). — Poudre, 2 à 3 cuillerées à soupe. Pastilles, 3 à 10.

**Charbon Fraudin simple** (4, avenue Desfeux, Boulogne). — 3 à 6 cuillerées à café.

**Charbon Tissot** (34, boulevard de Clichy). — Grains au gluten de charbon, parfumés à l'anis et contenant un peu de benzoate de naphtol. 1 cuillerée à café deux fois par jour.

**Chloridia** (64, rue des Tournelles). — Pepsine chlorhydro-cocaïnée-chloroformique sans alcool. Une cuillerée à café dans un quart de verre d'eau au commencement de chaque repas. Dans les dyspepsies chroniques, hypofonctionnelles, la dilatation d'estomac, le chloridia demande quelques jours pour manifester son action ; celle-ci est plus rapide dans les cas aigus.

**Choléokinase** (Duret et Raby, à Marly-le-Roi). — Les travaux du professeur Roger, des docteurs Nepper et de M. de Langenhagen ont démontré que les symptômes douloureux de l'entérocolite muco-membraneuse disparaissaient sous l'influence du traitement par l'opothérapie biliaire.

Les dragées kératinisées de choléokinase renferment un extrait spécial inaltérable de fiel de bœuf, associé à l'entérokinase. Ce médicament agit donc en rétablissant dans leur intégrité les fonctions biliaires et pancréatiques. La dose moyenne est de 6 à 8 dragées par jour, prises 2 par 2 au moment des repas, et le soir en se couchant.

**Cryogénine Lumière** (R. Sestier, à Lyon). — 2 comprimés à 0 gr. 50. Voir p. 71.

**Cuscutine Foulon** (188, faubourg Saint-Martin, Paris). — *C'est un laxatif* à base d'extrait hydro-alcoolique éthéré de la cuscute du lin.

*Forme pilulaire* : Une pilule contient 0 gr. 06 d'extrait et 0 gr. 01 d'aloès à titre de dénaturant et Q. S. d'excipient pour un noyau de 0 gr. 085 environ.

*Forme sirop* : Une cuillerée à café contient 0 gr. 025 d'extrait et Q. S. de sirop de café léger et vanillé (goût très agréable, spécial pour enfants).

*Doses* : 1 à 2 pilules, au repas du soir en mangeant, action dix à douze heures après. Sirop 1, 2 ou 3 cuillerées à café selon l'âge des bébés le matin, à la première prise de nourriture. Par cuillerée à bouche pour adultes.

Expérimentée avec succès à Beaujon, dans le service de M. le professeur Robin, etc. Mérite d'être essayée afin de se rendre compte de son exacte valeur thérapeutique. Les pilules sont très efficaces chez l'adulte.

**Cigarettes Escouflaire** (Baisieux, Nord). — Parmi les vieux remèdes fumigatoires qui ont rendu tant de services au praticien, on peut conseiller les poudres et cigarettes Escouflaire. Deux numéros correspondent à deux variétés d'asthme. Le n° 1 convient pour l'asthme nerveux ; le n° 2 est indiqué pour les cardiaques. Très recommandé par le traité de thérapeutique de Lemoine, de Lille, O. de Louvain, de Schütte de Magdebourg. Cette spécialité peu coûteuse peut être prescrite dans l'emphysème, la coqueluche, la bronchite et l'asthme des foins.

**Coaltar Le Beuf.** — S'emploie plus ou moins dilué.

**Collyres** (Clin, Comar et Cie). — Solutions stérilisées de 10 cc. en ampoules. — Compte-gouttes, permettant l'usage prolongé du collyre dans de bonnes conditions d'asepsie. Formule usuelle pour les différents produits employés en oculistique.

**Dialyl** (Brunot, 16, rue Boulainvilliers). — Méthyllithium associé à un sérum dialysant et tonique. Dose de régime : 1 à 2 mesures ; dose des crises, 3 à 4 ; doses intensives, 4 à 6. Enfants, 2 mesures.

**Digitale (sirop de)** (Labélonye, 99, rue d'Aboukir). — Digitaline cristallisée naturelle. 3 cuillerées à bouche par vingt-quatre heures.

Maladies du cœur, hydropisies, asthme, rhume, bronchites nerveuses. Produit à peu près classique.

**Digitaline** (Petit et Mialle, 8, rue Favart).

**Digitaline Nativelle.** — Produit à peu près classique.

**Dragées Bengué** (47, rue Blanche). — La composition de chaque dragée est la suivante : cocaïne, 0 gr. 001 ; menthol, 0 gr. 02 et borate de soude. 6 à 8.

**Dragées Carbonel** (7, rue des Pyramides). — Ferrugineuses.

**Dragées Dubourg** (Cognet, 43, rue de Saintonge). — Cascara et aloïne (cascaraloïne). 1 à 2.

**Dragées de fer Briss** (141, rue de la Tour). — Contenant 0 gr. 10 d'oxalate de fer, 0 gr. 001 de quassine cristallisée et d'artemisine. 2 à 4 par jour.

**Dragées de Fernel** (Reine du fer). — 3 à 6.

**Dragées de Gélis et Conté** (Labélonye, 99, rue d'Aboukir). — Au lactate de fer. 0 gr. 05 par dragée. Ferrugineux ayant fait ses preuves voir page 211. 4 par jour en deux fois. On augmente tous les trois ou quatre jours d'une dragée sans dépasser 8 par jour. 4 à 6 pour les enfants.

**Dyspeptine Hepp** (Laboratoire de physiologie du Puits-d'Angle, par La Chesnaye, Seine-et-Oise). — Suc gastrique physiologique du porc vivant. Aux repas 1 à 2 cuillerées à soupe.

Enfants : 1 cuillerée à café aux repas ou avant la tétée. S'emploie pur ou dilué.

Dyspepsies, diarrhées, gastro-entérites infantiles,

mais surtout dans l'atonie et l'hyposécrétion gastrique.

**Electrargol** (Clin, Comar, 20, rue des Fossés-Saint-Jacques). — Solution stabilisée, isotonisée et stérile. 5 à 20 centimètres cubes en injections sous-cutanées ; 5 à 10 centimètres cubes en injections intraveineuses, en cas d'urgence ; 5 centimètres cubes en injections intrarachidiennes (méningites). En lavages intrapleuraux, d'abcès du sein, etc. L'électr-Hg est employé dans la syphilis.

**Electrargol** (Clin, Comar, 20, rue des Fossés-Saint-Jacques). — **Electraurol. Electropalladiol. Electroplatinol**, etc. En solutions stériles, injectables et stables.

Les métaux colloïdaux préparés par les Laboratoires Clin par la voie électrique sont à petits grains, ce qu'on peut vérifier par la couleur de la solution ; d'autre part, c'est une condition d'activité, puisque la puissance thérapeutique et physiologique d'un métal colloïdal est proportionnelle à la petitesse des grains métalliques.

Ces colloïdes obtenus par voie électrique sont stabilisés, c'est-à-dire qu'ils conservent indéfiniment toutes leurs propriétés.

Ils jouissent d'un pouvoir catalytique extrêmement énergique qui tient à leur état de division extrême. Chaque grain de la solution est un centre de réactions que l'on peut comparer à celles produites par les ferments en biologie. On comprend donc l'importance de la petitesse, par conséquent, du nombre des grains.

Les métaux colloïdaux électriques injectés se montrent d'une innocuité absolue. Leur injection produit une suractivité des échanges nutritifs, une importante réaction phagocytaire, une stimulation des fonctions hématopoïétiques. Ils agissent sur les microbes en empêchant leur développement *in vitro* et *in vivo*. Cette action, due à l'état colloïdal, est commune à tous les métaux colloïdaux électriques. Il y a lieu de faire une place à part à l'Electr=Hg, mercure colloïdal électrique, qui possède les propriétés générales des colloïdes mais qui, d'autre part, conserve une des premières places parmi les hydrargyriques et possède une action bien spécifique à l'égard de la syphilis.

Les solutions de métaux colloïdaux électriques sont soigneusement rendues isotoniques, en sorte que leur injection demeure indolore.

Les métaux colloïdaux électriques s'emploient généralement en injections intramusculaires à la dose de 10 à 20 centimètres cubes, doses généralement suffisantes mais qui peuvent être doublées au besoin. L'injection intraveineuse (5 à 10 et 15 centimètres cubes) est surtout indiquée dans les cas d'extrême urgence. L'injection intra-rachidienne (5 à 10 centimètres cubes) est nécessaire dans les affections cérébro-spinales, le métal colloïdal injecté par voie endoveineuse ne pénétrant pas dans le liquide céphalo-rachidien.

La posologie des métaux colloïdaux n'est pas fixe et varie selon la gravité de l'infection. On se rend compte facilement que la dose administrée est suffisante lorsque l'injection provoque un abaissement de la température précédé ou non d'une réaction thermique avec frissons ; cette réaction peut être assez violente, mais elle est toujours de courte durée et ne doit pas alarmer.

On devra donc commencer par une dose moyenne que l'on augmentera les jours suivants, s'il est nécessaire, jusqu'à effet sur la température, ou apparition de la crise que nous signalons.

Les métaux colloïdaux produisent souvent l'apyrexie après quelques injections ; mais l'on devra se garder de cesser immédiatement le traitement et le prolonger quelques jours pour éviter une reprise de la température.

*Posologie infantile.* — Les métaux colloïdaux ont été employés dans la première enfance et dès les premières semaines aux doses de 3 à 5 centimètres cubes.

*Electr=Hg.* — Plus particulièrement employé dans la syphilis aux doses de 1 à 2 ampoules de 5 centimètres cubes en injections intra-musculaires ou intraveineuses. Dans le tabes, injection intrarachidienne mensuelle de 1 à 3 centimètres cubes d'Electr =Hg (Carrieu).

**Elixir Deret** (Clin). — A base d'iodure double de tanin et mercure en combinaison stable. Iode, 0 gr. 35 ; mercure, 0 gr. 005 par cuillerée à soupe. Adultes : 1 cuillerée à soupe deux fois par jour. Enfants : 1/2 à 1 cuillerée à café.

**Elixir Duret** (28, avenue Marceau). — Iodo-tannate de mercure et méthylarsinate de soude dans un véhicule agréable. Au moment des repas 2 à 4 cuillerées à dessert pour les adultes, pour les enfants 1 cuillerée à café 2 cuillerée à dessert.

**Elixir Grez** (Collin et Cie, 49, rue de Maubeuge). — Associe les amers et toniques aux ferments digestifs (coca, quina, HCl, etc.). Adultes : 1 verre à liqueur. Enfants : 1 à 2 cuillerées à dessert, pur ou avec de l'eau, avant ou après les repas dans l'anorexie, les dyspepsies, les vomissements, les troubles gastro-intestinaux.

**Emulsion Marchais.** — Contient par cuillerée à café, 0 gr. 10 de créosote et 0 gr. 20 de glycérine. 3 à 6 cuillerées à café dans du lait ou de la tisane bien sucrée.

**Emulsion Scott** (Guillemoteau, 26, rue Richer). — Contient moitié huile de foie de morue et des hypophosphites. 0 gr. 20 par cuillerée.

**Energétènes Byla.** — Voir page 73.

**Enésol** (Clin, Comar, successeur, rue des Fossés Saint-Jacques). — Salicylarsinate de mercure, 0 gr. 03 par ampoule. 1 à 2 ampoules en injections. La toxicité de ce composé mercuriel et arsenical est assez faible pour qu'on puisse l'injecter au nouveau-né et à hautes doses.

**Ergotine Bonjean** (Labélonye, 99, rue d'Aboukir). — Ampoules d'un gramme pour injections hypodermiques ; dragées dosées à 0 gr. 15. Solution au 10e. Spécialités surtout indiquées contre les hémorragies diverses et les congestions. S'emploient en outre contre l'inertie utérine, les fibromes, métrites, myélites, etc.

**Eucalyptine Lebrun** (52, faubourg Montmartre). — Contient 0 gr. 10 d'eucalyptol, 0 gr. 05 de gaïacol et 0 gr. 01 d'iodoforme. Bronchite chronique, catarrhe pulmonaire.

**Eumictine** (Leprince, 62, rue de la Tour). — Contient, par capsule glutinisée, 0 gr. 05 de salol, 0 gr. 20 de santalol et 0 gr. 05 d'urotropine. 6 à 10 par jour. Blennorragies, urétrites, cystites.

**Eupnine Vernade** (64, boulevard Edgar-Quinet). — 1 cuillerée à café = 0 gr. 50 d'iodure de caféine. 1 à 4 cuillerées à café par jour.

**Extraits opothérapiques** : Byla, Catillon, Choaix, Carrion, Montcourt, etc.

**Ferments lactiques** de la Société Le Ferment, etc.

**Ferments organiques Zevor** (Coirre). — Médication opothérapique.

**Gaïacol Serafon** (Adrian). — En ampoules ou capsules dosées à 0 gr. 05 avec iodoforme, 0 gr. 01 et 0 gr. 02 et avec ou sans eucalyptol, 0 gr. 10 à 0 gr. 15.

**Gaïarsine Ducatte** (Paillard et Ducatte, 8, place de la Madeleine). — Cacodylate de gaïacol et strychnine. Ampoules dosées, 0 gr. 05. Bonne préparation et dragées.

**Galactina** (30, rue de Londres). — Aliment lacté riche en phosphate, d'assimilation très facile. Préparée avec du lait des Alpes suisses, elle contient des phosphates naturels, des phosphates de céréales. On commence par donner un biberon préparé avec de l'eau, puis deux par jour, matin et soir. On va ensuite progressivement jusqu'à cinq et six biberons, toujours donnés entre deux repas au sein.

A 6 mois, on prépare la bouillie avec 1 cuillerée à soupe de farine lactée, 12 cuillerées à soupe de lait ; 5 repas à la cuillère de trois en trois heures.

**Glasser** (Coirre, 79, rue du Cherche-Midi.) — Granules, ampoules et liqueur à base de cacodylate de soude ou à base de cacodylate de fer ou à base de glasser-rhénate de soude.

**Glycérophosphate Dalloz** (boulevard de la Chapelle, 13). — Dosé à 0 gr. 30 par cuillerée à café.

**Glycérophosphate Schaffner** (rue des Blancs-Manteaux). — Même dosage.

**Glycérophosphate Robin** (13, rue de Poissy). — 0 gr. 30 par cuillerées-mesure du granulé ; glycérine injectable à 0 gr. 20 par centimètre cube ; glycéro effervescent, 0 gr. 25 en comprimés sans sucre.

**Goménol** (Prevet et Cie, 48, rue des Petites-Ecuries.) — A base d'une variété voisine de l'eucalyptus du melaleuca viridiflora. L'huile goménolée se prépare avec 5, 10 et même 20 p. 100 de goménol. L'eau avec 1 cuillerée par litre.

**Gosiérine Dalloz** (13, boulevard de la Chapelle). — Borate de soude, cocaïne et menthol analgésiques, antiseptiques et sialogènes. Adultes : 3 à 8. Enfants : 2 à 3.

**Gouttes livoniennes** (Trouette, rue des Immeubles-Industriels). — Baume de tolu, goudron. Créosote, 0 gr. 05 par capsule. 4 par jour.

**Grains de Vals** (boulevard de Port-Royal, 85). — Laxatif à base de cascara, podophylle et bourdaine; actif et très employé.

**Guipsine** (Leprince, 62, rue de la Tour). — Ampoules et pilules à 0 gr. 05. 1 à 2 ampoules et 4 à 8 pilules. Utile dans l'artério-sclérose, hypertension, etc.

**Hectargyre** (Naline, à Villeneuve-la-Garenne, Seine). — Combinaison d'hectine et de mercure. Injections aussi profondes que possible dans les muscles fessiers, de 0 gr. 10 tous les jours, pendant quinze à vingt jours ou 0 gr. 20 (ampoules B) tous les deux jours et même tous les jours dans les syphilis graves. Contre-indications : néphrite optique. L'hectargyre peut se prescrire en gouttes. XL gouttes les quatre premiers jours et LX à C gouttes pendant quinze ou vingt jours ou des pilules, deux par jour pendant douze ou quinze jours. Les ampoules A contiennent 0 gr. 10 d'hectine et 0 gr. 01 d'oxycyanure de mercure. Les ampoules B contiennent 0 gr. 20 d'hectine et 0 gr. 15 d'oxycyanure. Les pilules renferment 0 gr. 10 d'hectine et 0 gr. 05 de protoiodure. 0 gr. 10 d'extrait d'opium. Elles sont indiquées surtout au début de la syphilis et leur formule est excellente.

**Hectine** (Naline).

L'hectine ou benzo-sulfone-para-aminophénylarsinate de soude, étudiée par Mouneyra, a fait l'objet d'ess ombreux et est employée, à l'heure actuelle, aussi à l'hôpital qu'en clientèle. (Balzer, Hallo , Gaucher, Martinet, Milian, Schoull, etc.).

Ell st surtout indiquée dans les cas suivants :

tuberculose, rachitisme, anémie, chlorose, grippe, leucémie, neurasthénie, diabète, asthme, chorée, maladies de la peau et paludisme.

La dose est de 0 gr. 20 tous les jours ou tous les deux jours, ou de 0 gr. 40 tous les trois jours.

Hallopeau la conseille comme abortif de la syphilis en injections autour du chancre.

Les ampoules A contiennent 0 gr. 10 d'hectine et les ampoules B 0 gr. 20. Les pilules contiennent 0 gr. 10. 2 par jour pendant douze à quinze jours, les gouttes, 0 gr. 05. XL gouttes et LX à C gouttes.

Demi-doses de 10 à 16 ans ; quart de dose de 5 à 10 ans, sixième de dose pour les nourrissons.

**Hématopoiétine** (Chazy-Mulsant, Villefranche-sur-Saône, Rhône). A base de bromofer et d'extrait physiologique des glandes hématopoiétiques. 1 à 3 cuillerées à soupe de l'élixir aux repas, avec de l'eau ou du vin.

Gouttes, de XX à XL ; perles, de 2 à 4.

**Hémoglobine Dalloz.** — Granulé à 0 gr. 50 par cuillerée à café. 2 à chaque repas.

**Hémoglobine Deschiens** (9, rue Paul-Baudry). — 2 à 4 cuillerées à soupe du sirop, 1 verre à madère du vin, 2 à 6 cuillerées à café du granulé, dragées, 2 à 4.

**Hémoplase Lumière** (Sestier, 9, cours de la Liberté, Lyon). — Extrait protoplasmique des globules du sang. 2 à 4 ampoules de 10 centimètres cubes par semaine ; dragées, 6 à 8 aux repas. (Voir p. 79).

**Hermophényl** (Sestier, 9, cours de la Liberté, Lyon). — Sel mercuriel s'injectant à la dose de 2 à

4 centigrammes par vingt-quatre heures ; ampoules, de 2 à 15 centigrammes. Les dragées, le sirop et la solution sont dosés par 0 gr. 02 par cuillerée ou dragée ; les comprimés sont d'un gramme.

**Histogénol Naline** (Villeneuve-la-Garenne). — Composition arsénio-phosphorée (Nuclarhine) permettant d'observer le plus souvent, après un mois de traitement, le relèvement de l'état général avec retour des forces et de l'appétit ; l'augmentation de poids variant de 1 à 5 kilogrammes ; la disparition de la céphalalgie, de l'insomnie et de l'aprosexie ; l'hyperleucocytose très intense avec augmentation considérable du nombre des globules rouges (coloration des téguments ; la cessation de la phosphaturie ; l'élévation et le retour à l'état normal du rapport azoturique AzT : AzU).

Dans les *affections pulmonaires*, on observe en outre : la cessation complète des sueurs nocturnes et de la fièvre ; la diminution manifeste ou cessation de la toux et des crachats ; la disparition totale des points de côté, de l'essoufflement et de l'oppression ; le retour à l'état normal du coefficient respiratoire $CO^2 : O^2$ ; le retour de la perméabilité pulmonaire avec diminution des râles et de la matité.

Ampoules : une injection par jour.

Comprimés : 4 par jour (adultes) et 2 par jour (enfants).

Elixir : 1 cuillerée à soupe avant chaque repas (adultes) ; 1 cuillerée à café avant chaque repas (enfants).

Emulsion : mêmes doses.

Granulé : Deux mesures par jour (adultes). 2 demi-mesures (enfants).

**Huile grise au gaïacoloïd Duret** (28, avenue Marceau). — Fusible à la chaleur de la main. Indolente, grâce au camphre et au gaïacol. 1 centimètre cube = 0 gr. 10 de mercure.

Huile au calomel, 1 centimètre cube = 0 gr. 05 de calomel ; forme simple et pratique pour les médecins non spécialistes.

**Hunyadi Janos.** — Source hongroise, donnant une eau de 7° à 13° renfermant par litre 15 grammes de sulfate de soude et autant de magnésie.

Elle est toujours prise à l'intérieur.

Elle est laxative ou purgative, suivant la dose.

Ses indications et ses contre-indications sont celles des purgatifs salins en général.

**Intraits Dausse** (4, rue Aubriot). — Extraits physiologiques de végétaux stabilisés.

*Propriétés pharmacologiques.* — Les intraits ou extraits physiologiques de végétaux stabilisés sont des produits préparés avec des plantes stabilisées d'après le procédé *Perrot-Goris*, et débarrassés par des traitements successifs, à l'aide de dissolvants neutres, de toutes les matières étrangères et indifférentes qui accompagnent les principes actifs dans la plante, telles que chlorophylle, matières grasses, cireuses et résineuses.

La stabilisation ou stérilisation de la plante fixe, en quelque sorte, les combinaisons complexes où se trouvent engagés les principes actifs à l'état naturel dans le végétal, empêche l'action ultérieure des divers ferments. Elle évite ainsi les changements d'état moléculaire, les transformations physico-chimiques susceptibles de se produire pendant et après la dessiccation du végétal, transformations qui altèrent plus ou moins profondément l'activité des complexes naturels, en modifient et en diminuent parfois considérablement l'activité médicamenteuse propre. Les intraits sont des préparations galéniques d'un nouveau genre, se recommandant par leurs propriétés spéciales, qui les rendent susceptibles d'applications nombreuses.

En raison de la facilité de leur titrage chimique et de leur évaluation physiologique, on peut être certain d'avoir toujours à sa disposition, non seulement un médicament de *titre uniforme et toujours semblable*, mais surtout aussi un médicament qui conserve l'*intégralité d'action de la plante.*

*Caractères.* — Les intraits sont des produits pulvérulents, très avides d'eau en général, et, par conséquent, très facilement solubles. Grâce à leur solubilité ils peuvent être injectés, n'exerçant d'ailleurs aucune action hémolysante sur les globules rouges.

*Intraits divers.* — On prépare actuellement les intraits de digitale, de muguet, de marron d'Inde, de kola, de valériane, etc...

Pour l'intrait de digitale, voir les doses, page 83.

*Intrait de marron d'inde.* — Extrait physiologique de marron d'Inde stabilisé. A une action médicamenteuse certaine et supérieure à l'alcoolature de plante non stabilisée. *Antihémorroïdaire* (Artault de Vevey).

Ses indications sont : hémorroïdes, varices, sédatif des douleurs hémorroïdales et la dose moyenne d'un centigramme par vingt-quatre heures.

*Préparations d'intrait de marron d'Inde.* — *Pilules* à 2 milligrammes d'intrait : on peut prescrire 1 à 2 pilules, deux à trois fois par jour, sous réserve d'augmenter le nombre suivant les besoins.

*Solution* d'intrait de marron d'inde à 5 p. 100 : on commence par V gouttes à la fois, matin et soir, ou avant chaque repas, dans un peu d'eau ; on augmente si les douleurs sont très violentes.

**Iodalose Galbrun** (18, rue Oberkampf). — Iode et peptone, XX gouttes KI, 1 gramme ou 0 gr. 05 d'iode. Adultes jusqu'à L gouttes. Enfants jusqu'à XV ou XX gouttes dans un peu d'eau aux repas.

**Iodéine Montagu** (13, rue des Lombards). — Iodure de codéine en sirop à 0 gr. 04 par centimètre cube ; en pilules à 0 gr. 01 ; en ampoules à 0 gr. 02.

**Iodoléïne Schaffner** (2, rue du Marché des Blancs-Manteaux). — Huile de foie de morue iodo-saccharinée. 2 verres à liqueur pour les adultes par cuillerée à café pour les enfants.

**Iodomaïsine** (Salle, 4, rue Elzévir). — Iode et albumine végétale extraite du maïs. Globules à 0 gr. 01, 6 à 10 (adultes) et 4 à 6 (enfants).

La solution se prescrit à la dose de XV à L gouttes.

**Iodone Robin** (13, rue de Poissy). — Iode et peptone, V gouttes = 0 gr. 01 d'iode ; XX gouttes = KI 1 gramme. Dose X à XL gouttes au milieu des repas. Artériosclérose, emphysème, lymphatisme, etc.

**Kefir Carrion** (54, faubourg Saint-Honoré). — N° 1 Laxatif. N° 2 Le plus employé. N° 3 Constipant. Conseillé dans la tuberculose, le cancer, les vomissements, etc.

**Kola Astier** (72, avenue Kléber).— Granulé dosé à 0 gr. 10, 2 à 3 cuillerées à café.

**Kola Monavon** (Vacheron, à Sainte-Foy, près Lyon).

**Lactagol** (Pearson, 40, rue Albouy). — Poudre de la semence de cotonnier. Galactogène, 3 à 4 cuillerées à café.

**Lactéol** (Boucard, 6, rue Guillaume-Tell). — Ferment lactique, 2 à 6 comprimés à prendre avant les repas avec un peu d'eau sucrée.

**Lactobacilline** (Le Ferment, 77, rue Denfert-Rochereau). — Mélange de divers microbes lactiques empruntés à la flore orientale et à la flore européenne, soigneusement sélectionnés et acclimatés.

La Lactobacilline, ajoutée au lait, le caille graduellement, en développant une fermentation lactique très active : après deux heures, la quantité d'acide lactique formé dépasse déjà 10 grammes pour un litre ; en vingt-quatre heures, elle serait de 12 grammes.

En même temps, la caséine et le phosphate de chaux sont solubilisés dans une notable proportion (40 p. 100 de la caséine et 70 p. 100 du phosphate de chaux après dix heures de fermentation) ; ce qui les rend directement assimilables.

*Appareil digestif.* — Après ingestion (en nature ou dans le lait caillé), la lactobacilline, parfaitement tolérée, franchit sans subir de modification le milieu gastrique.

Vivant aux dépens des matières sucrées et amylacées d'origine alimentaire, elle s'acclimate parfaitement au milieu intestinal, où elle peut résister longtemps (plus de trois semaines après l'ingestion).

Grâce à cette vitalité, l'ensemencement du milieu intestinal par la lactobacilline sera bientôt général.

*a*. La fermentation lactique incessante que vont alors subir les hydrates de carbone d'apport alimentaire se traduit par la formation presque ininterrompue d'acide lactique à l'état naissant : ce dernier va exercer une action antiputride énergique qui supprimera promptement toute putréfaction intestinale.

*b*. Eventuellement, cet acide lactique favoriserait la réparation des lésions superficielles (érosions...) de la muqueuse intestinale.

*c*. Enfin la sécrétion pancréatique et l'excrétion de la bile hors de la vésicule sont énergiquement sollicitées par cette réaction acide du milieu duodénal : ce qui favorise encore la digestion.

La Lactobacilline est utile pour combattre les fermentations intestinales anormales et tous les désordres qu'elles entraînent : météorisme, diarrhée putrides, phénomènes d'auto-intoxication...

C'est un antiseptique intestinal sûr et d'ailleurs très rationnel.

Elle est donc indiquée dans tous les états de gastro-entérite, aiguë ou chronique, dans l'entéro-colite muco-membraneuse, les diarrhées infantiles, la constipation (surtout atonique), la dysenterie, la fièvre typhoïde même ; — contre les auto-intoxications digestives et les toxi-dermatoses ; — au cours des cirrhoses hépatiques et des ictères ; — elle rend encore de grands services aux tuberculeux et aux diabétiques pour leur permettre de supporter la suralimentation carnée ; aux cardiaques et aux brightiques pour réduire au minimum la formation de toxines digestives ; enfin aux obèses en s'attaquant directement à la cause pathogénique initiale, puisqu'elle peut empêcher l'encombrement intestinal par des graisses mal élaborées.

On l'emploie à l'état de bouillon de culture, en poudre (1 tube pour 1 litre de lait), en comprimés à 0 gr. 30, 3 par jour. Il existe enfin du lait caillé par la lactobacilline.

Tolérance parfaite : l'innocuité de la Lactobacilline est absolue.

*Modes d'administration et doses.* — Bouillon de Lactobacilline : un verre à bordeaux, deux fois par jour (à prendre, hors des repas, avec un peu de sucre).

Comprimés : 1 à 3 après chaque repas.

Poudre sèche : 2 à 5 grammes par jour (hors des repas, dans un peu d'eau sucrée).

Lait caillé : 1/2 litre à 1 litre par jour.

**Lécithine.** — Spécialisée par Adrian, Bouty, Clin. Lécithosine Robin dosée à 0 gr. 10 par cuillerée à mesure. 2 à 3 aux repas dans la neurasthénie, la phosphaturie, la tuberculose, le diabète et le rachitisme.

**Lipochol Byla** (à Gentilly). — A base de cholestérine pure libre et camphrée. Pilules dosées à 0 gr. 20, émulsion dosée à 0 gr. 30 par cuillerée à bouche ; ampoules dosées à 0 gr. 05. Utile dans la tuberculose, les hémorragies, l'anémie. Antihémolytique.

**Liqueur de Laville** (Clin). — Formule complexe contre la goutte (*convallaria*, *fraxinus*, etc.) 1 cuillerée à café par jour pendant 3 jours et de 7 heures en 7 heures jusqu'à trois pour un jour seulement dans les cas aigus.

**Lithine Le Perdriel** (11, rue Multon, Debove, Lemoine, etc.). — Sels effervescents dosés à 0 gr. 10 par mesure.

**Lycétol** (Vicario, 17, boulevard Haussmann). — Voir page 87.

**Malt Moritz** (189, rue de Vaugirard). — Extrait pur et concentré à consistance sirupeuse.

**Malt Phénix** (30, rue de Londres). — En liquide et granulé.

**Manganesia** (Crinon, 45, rue de Turenne). — Combinaison de sels manganiques et arsenicaux alcalins à leur plus haut degré d'oxydation. Antidiabétique. X à XX gouttes dans un demi-verre à bordeaux de vin rouge au commencement de chaque repas.

**Mucogène** (Astier). — Produit synthétique déterminant de l'hypersécrétion intestinale. 0 gr. 10 par capsules. 2 à 3 avant le repas du soir.

**Musculosine Byla** (Gentilly). — Suc inaltérable de viande de bœuf crue associé aux diastases oxydantes du plasma sanguin. Agit comme aliment et par ses corps immunisants, par l'érepsine des ferments lipolytiques et amylolytiques.

Elle contient aussi du nucléon, substance énergétique qui ne se rencontre pas dans les muscles des animaux fatigués, surmenés et malades. Elle contient enfin de l'arginase, de la créatase, de la créatinase.

En ce qui concerne l'emploi thérapeutique du suc musculaire et en particulier de la musculosine Byla, les résultats sont aujourd'hui nombreux et concordants.

MM. Josias et Roux ont constaté les meilleurs effets dans les différentes formes de la tuberculose ; au premier degré on a pu constater des guérisons certaines et dans les états avancés des améliorations bien notables, même en cas de tuberculose ouverte.

Duhourceau a également obtenu une amélioration rapide et une guérison définitive par l'emploi du suc musculaire de bœuf.

Mais la musculosine Byla n'est pas seulement indiquée dans la tuberculose, où elle agit comme un médicament curatif et préventif, mais dans une série d'autres affections telles que l'anémie et la chlorose, qui sont si souvent des avant-coureurs de tuberculose, dans toutes les convalescences, le surménage, les états consomptifs ou cachectiques, etc.

Tordens a signalé un cas de myopathie primitive dans lequel il obtint une grande amélioration avec le suc musculaire.

Allard a signalé un cas analogue chez un enfant.

Pietro Albertini et Félix Rossi ont publié récemment un travail d'ensemble sur la question, duquel il ressort que le suc musculaire possédait la propriété spécifique de favoriser les processus synthétiques qui se forment dans les parois intestinales et que par ce mécanisme l'assimilation est améliorée et le poids du corps augmente.

Mombert a montré enfin, tout dernièrement, qu'en administrant du suc musculaire on observait une augmentation de la teneur du sang en hémoglobine et que la chose est tout à fait frappante quand on l'administre à des malades atteints d'anémie ou de chlorose.

La « musculosine Byla » est du plasma ou suc musculaire de viande de bœuf de première qualité.

Pour augmenter ses propriétés toniques elle contient de la catalase du plasma sanguin, particularité des plus importantes qui la distingue nettement des sucs musculaires du commerce.

La musculosine est donc un spécifique de l'anémie,

Enfin, d'après Paul Carnot, frappé par l'action du suc musculaire dans la tuberculose, le muscle est le siège d'anticorps spécifiques à l'égard du bacille de la tuberculose. La « Musculosine Byla » est surtout indiquée dans le traitement de l'anémie de la tuberculose et des maladies cachectisantes.

Se prend par cuillerées à bouche dans de l'eau gazeuse, dans du vin de Bordeaux et de l'eau de Pougues, etc.

**Narcyl Grémy** (16, rue de la Tour-d'Auvergne). — Antispasmodique, analgésique. Sédatif de la toux. 2 à 4 ans : 1 à 3 cuillerées à café. A 7 ans : 5 cuillerées à café. A 15 ans : 1 cuillerée à soupe. Adultes : 3 à 6 cuillerés à soupe.

**Néo-Laxatif** (Chapotot, 56, boulevard Ornano).

**Névrosthénine Freyssinge** (6, rue Abel). — XX gouttes = 0 gr. 40 de glycéros. Ni sucre, ni chaux, ni alcool. X à XX gouttes.

**Nucléatol** (Robin). — Excitant de la phagocytose.

**Nucléarsitol** (Robin, 13, rue de Poissy). — Tuberculose, lymphatisme, etc. En comprimés et injections (plus actives).

**Ocréine Gremy** (16, rue de la Tour-d'Auvergne). — Extrait de corps jaunes. Ampoules à 0 gr. 02 par centimètre cube. Gouttes à 0 gr. 02 par XX gouttes et pilules à 0 gr. 02. Dose des gouttes et pilules : 0 gr. 04 à 0 gr. 20.

**Opothérapie.** — Byla, Catillon, etc.

**Ouataplasme Langlebert** (Sabatier, rue Pierre-Ducreux). — Pansement complet, émollient, aseptique, stérilisé à 130°, sédatif, résolutif.

Se prépare instantanément à chaud ou à froid, avec ou sans addition de solutions médicamenteuses.

*Indications.* — *Dermatoses aiguës et chroniques* (eczéma, impetigo), *phlegmasies diverses* (anthrax, abcès, phlegmons, gerçures du sein, phlébites, érysipèles, brûlures, entorses, plaies contuses). *Affections oculaires* : conjonctivites, kératites.

Peut être rationnellement substitué aux compresses dans toutes les lésions inflammatoires générales et spéciales de la peau et servir de véhicule à toutes substances médicamenteuses.

Il permet enfin de préparer un *cataplasme sinapisé* dans des conditions parfaites de propreté et de commodité.

**Pantopon** (rue Saint-Claude, 7). — Voir page 90.

**Pastilles Brunelet** (22, rue de Turbigo). — Pour l'antisepsie de la gorge.

**Plasma de Quinton** (Carrion, 54, faubourg Saint-Honoré). — Anémie, entérites, 14 injections de 50 à 100 centimètres cubes. Nourrissons, 10 à 30 centimètres cubes tous les trois jours.

**Peptone-fer Jaillet.** — Immédiatement après chaque repas. Anémie, chlorose, etc.

**Peptonate de fer Robin** (13, rue de Poissy). — Elixir ou vin : 1 verre à liqueur. Gouttes : X à XXX gouttes aux repas. Chlorose, dyspepsie, anémie. Schaffner.

**Peptone Catillon** (3, boulevard Saint-Martin). — Poudre et vin ; ce dernier avec glycéros. Produit adopté dans les hôpitaux.

**Persodine Lumière** (Sestier, 9, cours de la Liberté, Lyon).

**Persulfate de soude.** — Adultes : 3 comprimés ; enfants : 1 à 2 dans un peu d'eau.

**Phénosalyl Tercinet** (Lemaître, 158, rue Saint-Jacques). — Nom commercial du véritable Phénosalyl du Dr de Christmas (approuvé par l'Académie de Médecine).

Cet antiseptique est une combinaison des acides phénique, salicylique et benzoïque avec le menthol et des essences aromatiques. *Ni caustique, ni toxique*, il joint à un pouvoir microbicide considérable une stimulation énergique des réactions phagocytaires.

Une cuillerée à soupe par litre d'eau en *chirurgie* et *gynécologie*. Pansements, lavages, accouchements, injections (Professeurs Cornil, Verneuili, Brouardel, Farnier, Fraipont, de Liège, etc.).

Une cuillerée à café par litre d'eau en *laryngologie* rhinite, sinusite, otite (Professeurs Lermoyez, Castex, etc.).

Une cuillerée à café par verre d'eau en *gargarisme*, *dentifrice*, et dans les *affections buccales*. Il est très recommandable aux porteurs de dentiers.

**Pilules du D^r Séjournet** (62, rue de la Tour). — A la santonine. Antidiabétiques. 1 pilule à chaque repas. Ayant une action régulatrice sur la cellule hépatique.

**Pulvo-Képhyr** (28, rue de Trévise).

**Pipérazine Midy** (140, faubourg Saint-Honoré). — Réducteur des déchets uratiques. Stimulant l'activité hépatique par le citrate de soude à l'état naissant. 2 à 4 mesures : 0 gr. 20 de pipérazine pure.

**Podophylle Coirre.** — 1 pilule le soir.

**Pommade Midy.** — A base d'adrénaline, d'anesthésine, de stovaïne, d'hamamelis, opium, tanin pour le traitement des prostatites, hémorroïdes externes ou internes au moyen d'une petite canule rectale.

**Poudre Escouflaire.** — Voir page 282.

**Prunelline** (Bost, à Villefranche, Rhône). — A base de suc de pruneaux et de pommes de reinette, concentré dans le vide, miel et manne. Purgatif d'enfants, 1 cuillerée à café jusqu'à 2 mois ; 1 cuillerée à bouche de deux mois à un an ; 1 cuillerée à bouche de 1 à 3 ans ; 1 à 2 cuillerées à bouche au-dessus.

**Purées de fruits** (Jean Baudoin, 22, rue Saint-Martin). — Dont on a éliminé noyau, pépins, peau, fibres ; la préparation conservant les enzymes, les oxydases et les diastases hydrolisantes du fruit frais.

**Quinquina Watelet.** — Voir page 311.

**Quinium Roy** (boulevard Suchet, 85, Auteuil).

**Radium insoluble de Jaboin** (29, rue de Miromesnil). — Procédé Dominici et Faure-Beaulieu.

*Composition.* — Ampoules de sulfate de radium précipité dans un soluté isotonique.

*Dose.* — Dans les maladies aiguës, maladies infectieuses, méningisme, analgésique, de 5 à 20 microgrammes, 1 microgramme tous les deux ou trois jours dans l'anémie, ainsi que pour relever l'état général.

*Indication.* — Anémie, décharge urique, choc opératoire, cholémie post-chloroformique, disparition et atténuation des douleurs, tumeurs, névralgies, rhumatismes, etc. ; maladies infectieuses (pneumonies, broncho-pneumonies, endocardites, fièvres typhoïdes, septicémies diverses) ; infections gonococciques.

**Radium soluble Jaboin** (Procédé Wickham et Degrais).

*Composition.* — Ampoules de sels de radium dissous dans un soluté isotonique.

*Doses.* — Mêmes doses que ci-dessus, mais injections plus répétées. Elimination rapide.

*Indication.* — Mêmes indications que pour le radium insoluble.

*Solution pour ionisation. Composition.* — Bromure de radium dans l'eau distillée.

*Emploi.* — Imbiber l'électrode positive avec la solution de sels de radium et faire passer un courant de 5 à 20 milliampères pendant environ une demi-heure.

*Indication.* — Analgésique ; action sur les tumeurs.

*Radio-Digestine.* — La dragée à double enveloppe évite à la pancréatine l'acidité stomacale en la portant dans l'intestin et libère rapidement la pepsine dans l'estomac. Elle supprime les inconvénients que présente l'emploi simultané des divers ferments digestifs. C'est le seul mode rationnel d'administrer ces ferments, qui sont titrés en radium à 1/10 de microgramme, noyau interne de 0 gr. 15 de pancréatine pure et 0 gr. 05 de kinase ; couche externe de 0 gr. 20 de pepsine titre élevé. — *Radio-spirilline.* — Traitement interne de choix antispirillique. Dragée à double enveloppe renfermant dans son noyau interne l'hydrargyre à l'état de deutochlorure facilement soluble et dans la couche externe des médicaments comme l'arsenic organique, le phosphate de chaux assimilable qui augmentent la résistance de l'économie ; le radium associé communique son action énergétique et stimulante. — *Radio-quinine.* — La quinine radifère (radio-quinine) a les mêmes applications que la quinine ordinaire. Elle s'emploie dans les fièvres, le paludisme, les fièvres coloniales, la grippe, etc. Différents essais, effectués entre autres à Madagascar, ont démontré son efficacité beaucoup plus grande que celle de la quinine ordinaire. — *Radio-santal.* — Chaque capsule ronde de radio-santal contient 0 gr. 25 d'essence de santal titrant 95 p. 100 de santalol, rendue radifère au 1/10 de microgramme, se dissolvant seulement dans l'intestin, c'est-à-dire dans le milieu le plus favorable à l'absorption. Maladies de la vessie et de l'urètre.

— *Radio-septol.* — Une petite mesure de poudre renferme une quantité de perborate de soude telle qu'une seule prise est susceptible de communiquer à un quart de litre d'eau volume égal d'oxygène naissant actif. Antisepsie générale. Le meilleur, le plus inoffensif des antiseptiques. Chirurgie, pansements, soins hygiéniques, maladies de la gorge et des muqueuses et bains radio-actifs et antiseptiques. — *Iode-menthol radioactif Jaboin.* — *Composition.* Iode organique, menthol, huile terpinée, radifère au 1/10 de microgramme.

*Dose et indication.* — Séries de 40 injections. S'emploie dans la tuberculose et les maladies de poitrine.

*Produits radifères injectables Jaboin.* — Bibromure et biodure de mercure, huile grise, huile au calomel, iode-menthol, etc.

**Rhomnol** (Leprince). — Acide nucléinique pur et nucléophosphates naturels. Pilules à 0 gr. 05, 6 à 10 par jour. Granulé, 0 gr. 010, 1 cuillerée à dessert aux repas. Enfants, quart de doses.

Tuberculose, diabète, neurasthénie, anémie et convalescence.

**Santhéose** (4, rue du Roi-de-Sicile). — Produit complexe dont une diméthylxanthine irréprochablement pure, de composition fixe et de source toujours identique forme la base.

*Pharmacologie.* — La santhéose a été introduite dans la thérapeutique par Huchard (*Communication à l'Académie de Médecine*), qui la considère comme « le plus fidèle, le plus constant et le plus inoffensif des diurétiques ». Alors que la plupart des théobromines commerciales sont défectueuses comme composition, variables comme origine et souvent adultérées par des produits impurs (cette adultération est la cause des accidents toxiques), la santhéose est d'une tolérance si remarquable et d'une efficacité si constante qu'elle fournit les résultats les plus nets là même où a échoué la théobromine.

*Thérapeutique.* — C'est la médication de choix dans les diverses maladies justiciables d'un diurétique rénal direct, en particulier dans les affections cardio-rénales (c'est l'adjuvant le plus sûr des cures de déchloruration) dans l'artériosclérose (c'est l'agent régulateur et hypotenseur par excellence), dans l'arthritisme, le rhumatisme, la goutte (elle modifie puissamment l'uricémie et solubilise les acides urinaires).

*Formes.* — La santhéose existe sous quatre formes : *S. pure*, plus spécialement indiquée dans les affections cardio-rénales ; la *S. phosphatée*, dans le diabète et la neurasthénie ; la *S. caféinée*, dans l'asthénie cardio-vasculaire, l'asystolie, les infections ; la *S. lithinée*, dans l'artériosclérose, le rhumatisme, la goutte, etc.

*Doses.* — La santhéose se présente sous forme de cachets ayant la *forme d'un cœur* (chaque boîte renferme 24 cachets) et dosés à 0 gr. 50 de principe actif.

On la prescrit à la dose de 1 à 4 cachets par jour.

**Savons Mollard** (rue des Lombards).

**Sel de Hunt** (Brunot, 16, rue de Boulainvillers). — A base de sels alcalins pour le traitement des dyspepsies, aigreurs, etc. Par cuillerée à café dans de l'eau, après les repas et pendant les crises.

**Sel de Pennès** (Pennès et Boissard, 2, rue Jeande-Latran). — Pour bains. Une demi-heure à trois quarts d'heure.

**Sérum de cheval chauffé** (Sérum leucocygène) (Barlerin, 10, rue de Strasbourg). — Employé pour la première fois par le Dr Raymond Petit, en 1904 ; possède un pouvoir chimiotactique considérable. Appliqué, en pansement, sur les plaies infectées ou sur les plaies atones, il détermine *in situ* un appel leucocytaire énergique.

Les leucocytes agissent, dès lors, en englobant les germes pathogènes (phagocytose) et en redonnant de la vitalité aux tissus sous-jacents, ce qui hâte la cicatrisation.

Emploi recommandé dans les phlegmons, anthrax, furoncles, brûlures profondes avec escharres, pleurésies purulentes (en injection dans la plèvre, après l'empyème), métrites et infections puerpérales, plaies variqueuses et radiodermites. Voir page 000.

Se présente sous deux formes : sérum liquide et sérum sec.

**Sinapismes Rigollot** (13, rue Pavée). — Est incontestablement plus actif que certaines imitations.

**Sirop d'Aubergier** (Comar, 20, rue des Fossés-Saint-Jacques). — Dosé à 0 gr. 10 par cuillerée à soupe. Enfants, 1 à 3 cuillerées à café suivant l'âge. Adultes : 2 à 4 cuillerées à soupe.

**Sirop Famel** (86, rue de la Réunion). — Réunit sous une même formule une préparation créosotée fort peu irritante pour la muqueuse de l'estomac, le phosphate de chaux de reminéralisation et des calmants de la toux à doses assez faibles pour graduer l'effet voulu. Il contient :

| | |
|---|---|
| Lactocréosote soluble .... | 0 gr. 20 |
| Phosphate de chaux ..... | 0 gr. 50 |
| Codéine ................ | 0 gr. 005 |
| Cocaïne ................ | 0 gr. 001 |

Par cuillerée à soupe, 2 à 4.

Toux rebelles. Catarrhes. Bronchites chroniques. Tuberculose au début. Bonne préparation, toujours très bien acceptée en clientèle.

**Sirop Guillermond** (131, rue de Vaugirard). — 30 grammes = 0 gr. 05 d'iode. 1 cuillerée à soupe deux fois par jour, à partir de 8 ans. Au-dessous, 2 cuillerées à café.

**Sirop Henry Mure** (Gazagne, à Pont-Saint-Esprit, Gard). — 2 grammes par cuillerée à soupe, 0 gr. 50 par cuillerée à café.

**Sirop Nourry** (Clin). — 0 gr. 05 d'iode et 0 gr. 10 de tanin par cuillerée à soupe. Enfants : 2 à 4 cuillerées à café. Adultes : 2 cuillerées à soupe par jour.

**Sirop Ramì** (Fougerat, 44, rue Chaptal, Levallois) — Bromoforme, codéine, etc. Surtout recommandable aux adultes et enfants âgés. Par cuillerées à bouche ou à dessert.

**Solurol** (Clin). — Acide thyminique chimiquement pur en comprimés à 0 gr. 25. Eliminateur physiologique et par combinaison de l'acide urique. Dose moyenne, 3 comprimés au milieu des repas.

**Solution Watelet** (Blanchot, 15, avenue du Parc-de-Montsouris) — Extrait de quinquina de choix dosé à 0 gr. 50 par cuillerée à soupe, avec un peu de glycérine et d'alcool.

Par cuillerées à soupe dans un peu de vin ou de liquide quelconque. Indiqué dans les états adynamiques et comme tonique de marque.

**Sphérulines Montcour** (Boulogne-sur-Seine). — Médicaments opothérapiques.

**Staphylase Doyen** (Lebeault et Cie, 5, rue Bourg-l'Abbé). — Préparée avec les levures de bière et vin par procédé spécial; par cuillerée à soupe pour les adultes, par cuillerée à café pour les enfants.

**Stovaïne Billon** (Poulenc). — Ampoules à 0 gr. 01 par centimètre cube. Pastilles à 2 milligrammes.

**Strophantus Catillon** (3, boulevard Saint-Martin). — Granules de strophantus à un milligramme de strophantine à 1/10e de milligramme. Asystolie, dyspnée, oppression, œdèmes, cardiopathies des enfants et des vieillards (peuvent être continués). Pour activer et forcer la diurèse, on peut donner 8, 12 et 16 granules d'extrait, 2 à 4 en moyenne dans l'intervalle ou au moment des repas.

**Strophantus et Strophantine cristallisée de Catillon** (Extrait titré de) (3, boulevard Saint-Martin). —

1° *Granules de Catillon* à 0 gr. 001 d'extrait titré de

strophantus. Rapidement solubles, toujours rigoureusement dosés en principe actif. 1/10 de strophantine unie au principe diurétique.

*Dose ordinaire.* — 2 à 4 par jour dans l'intervalle ou au moment des repas. Par exception, en cas urgent, on peut donner 8, 12 et 20 granules en un jour, pour forcer la diurèse. On obtient ainsi, sans danger, l'effet des injections intraveineuses. Jamais d'intolérance ni stomacale ni autre. Action toni-cardiaque instantanée, diurèse dès le premier jour. On peut, grâce à eux, continuer l'action de la digitale lorsque l'intolérance oblige à suspendre ce médicament (Constantin Paul).

Affections mitrales et aortiques. Asystolie. Dyspnée. Oppression. Œdèmes. Artério-sclérose avec ou sans néphrite. Cardiopathies des enfants et des vieillards, etc.

2° *Granules de Catillon* à 0 gr. 0001 de strophantine cristallisée, 2 à 4 par jour. Toni-cardiaque, non diurétique. Remède par excellence de la faiblesse du muscle cardiaque, particulièrement chez les vieillards. On peut, comme les granules d'extrait titré, les continuer chaque jour, indéfiniment, comme le pain quotidien du cœur.

L'étude du strophantus et la découverte de la strophantine ont valu à l'auteur les prix de l'Académie de médecine.

**Suc Durham** (30, rue de Londres). — Jus de viande.

Le Suc Durham est un véritable aliment à base de suc de viande crue, il tire son nom des bœufs qui servent à la préparation et qui sont choisis dans la race Durham si renommée pour la finesse de sa charpente osseuse et la prédominance de ses masses musculaires. Tout indiqué dans la tuberculose, il donne aussi d'excellents résultats dans les maladies de la nutrition, les convalescences, etc.

Le jus de viande crue sucré est admirablement bien digéré par les tout jeunes enfants, chez lesquels il ne provoque ni dégoût, ni troubles intestinaux, ni vomissements, ils l'acceptent facilement. Il stimule les fonctions hépatiques et de la nutrition, se traduisant par une augmentation de poids et une modification certaine des phénomènes d'anémie et de dénutrition. Dose : 2 à 4 cuillerées à café par jour.

Il peut être administré aux très jeunes enfants avec le plus grand succès.

**Sulfo-bore** (Roy, 81, boulevard Suchet). — 30 grammes par litre d'eau bouillie.

**Teinture de Cocheux** (Aguettant, 36, quai Fulchiron, Lyon). — Teinture à base de colchique, 1 cuillerée à café dans un peu de liquide pendant douze à quinze jours. Suspendre pendant une semaine et recommencer.

**Thaolaxine** (Duret et Raby, Marly-le-Roi, Seine-et-Oise). — Agar-agar imprégné de divers extraits de rhamnus. — En cachets, comprimés, granulés et paillettes.

**Thaolaxine.** — *Laxatif-régime* à base d'agar-agar imprégné d'une faible proportion de divers extraits de rhamnus.

La thaolaxine agit mécaniquement en augmentant et en hydratant les fèces dans la constipation chronique habituelle. Son usage ne détermine ni accoutumance, ni irritation (Paul Carnot, Legendre, Martinet), et donne les meilleurs résultats dans le traitement de l'entérocolite muco-membraneuse (J. Ch. Roux).

La thaolaxine se prescrit sous quatre formes :

1° Paillettes : de 1 à 2 cuillerées à café à chacun des repas (mélangée aux aliments : purées, compotes, etc.).

2° Cachets : de 1 à 2 cachets à chacun des repas.

3° Comprimés : de 2 à 4 comprimés à chacun des repas.

4° Granulé sucré (réservé à la médecine infantile) : 1 à 2 cuillerées à café au repas.

On a spécialisé sous le nom de *Laxagarine* (paillettes et cachets de la même marque), de la thaolaxine sans addition d'aucun principe actif.

La laxagarine a été préparée sur les conseils de M. le Dr A. Mathieu, qui l'emploie pure ou associée à la thaolaxine, pour en graduer les effets dans certaines formes de constipation.

C'est aussi sur ses indications que l'on prépare une laxagarine belladonée, spécifique de la constipation spasmodique.

**Thiocol** (Hoffmann-Laroche, 7, rue Saint-Claude). — Comprimés à 0 gr. 50. Sirop à 1 gramme par cuillerée.

**Thyroïdine** (Catillon, 3, boulevard Saint-Martin). — Tablettes dosées à 0 gr. 25 de corps thyroïde. — *Iodo-thyroïdine*, principe iodé, mêmes usages.

**Tridigestine** (Dalloz, 13, boulevard de la Chapelle).

— Diastase, pancréatine et 0 gr 10 de pepsine par cuillerée à café.

**Uraseptine Rogier** (19, avenue de Villiers). — Urotropine de lithine, benzoates, pipérazine, helmithol, 0 gr. 50 par cuillerée à café.

**Valérianate de Pierlot** (Lancelot, 26, rue Saint-Claude). — A base d'extrait de plantes. 5 à 6 capsules ou 1 à 2 cuillerées à café du valérianate liquide dans un peu d'eau sucrée.

**Varilaxine** (33, boulevard du Temple). — Laxatifs variés permettant d'alterner. Chaque comprimé contient 0 gr. 10 d'agar-agar et, en plus : N° 1, 0 gr. 40 rhubarbe ; N° 2, 0 gr. 40 cascara ; N° 3, 0 gr. 03 podophylle ; N° 4, 0 gr. 28 rhamnus ; N° 5, 0 gr. 33 d'extrait de tamarin.

**Vasogènes.** — Voir page 105.

**Vin d'Anduran** (Mousnier, à Sceaux). — Antigoutteux.

Vin de Baudon (12, rue Charles-V). — Antidiabétique. Vin de Bugeaud (Lebeault, 5, rue Bourg-l'Abbé), tonique. Vin de Chassaing digestif. Vin Désiles (Sevin, 18, rue des Arts, Levallois), tonique. Vin Dusart (Vial), phosphaté. Vin de Lavoix (Pillet, 5, avenue Victoria), tonique. Vin de Legendre (Labesse, 38, rue des Lices, Angers), tonique. Vin de Mariani. Vin de Nourry (Comar). Vin de Seguin (163, rue Saint-Honoré), tonique. Vin urané Pesqui (Le Bouscat, Bordeaux). Vin de Vial, (36, place Bellecour, Lyon), tonique.

## MEMENTO DES SPÉCIALITÉS

Dans la prochaine édition, nous préciserons, en un tableau, *par ordre de maladies, les meilleures indications* de quelques spécialités en vogue. Prière de nous adresser tous documents, permettant le contrôle, avant le 1er mars 1912. Voir deuxième page de garde de la couverture et Chapitre III, pages 179 et 180.

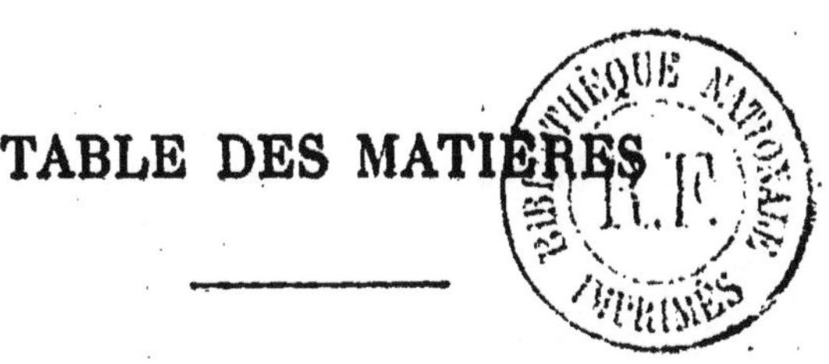

# TABLE DES MATIÈRES



*Les* **Médicaments** *et* **Médications** *des Chapitres I et II figurent dans cette table.*

*Pour le Chapitre III, la première liste des* **Spécialités pharmaceutiques** *tient lieu de table des matières. Voir page* 179.

## B

## D



## E

H



I

M

N



O



P

### U



### V

Orléans. imp. H. Tessier.

www.ingramcontent.com/pod-product-compliance
Ingram Content Group UK Ltd.
Pitfield, Milton Keynes, MK11 3LW, UK
UKHW012155240726
13966UKWH00002B/343

9 782012 882843